中国计生协婴幼儿照护服务示范创建项目经费资助
中央财政支持普惠托育服务发展示范项目经费资助

儿童科学就医系列

U0845149

儿童用药

常见健康问题

苏州大学附属儿童医院 | 组织编写

主　编　毛晨梅

副主编　杜　娆　王　梅　金慧臻

编　者（以姓氏笔画为序）

马　锦　马程遥　王　梅　王小敏　王凤娇　王文娟　毛晨梅
吕海涛　朱文清　杜　娆　李桂凤　杨梦婕　邹亚茹　张先明
郁丹红　金太伟　金慧臻　周　密　柳仁凤　钟　文　桂　环
蒋　云　廉云华　颜颖慧　潘浩成　薛　进

人民卫生出版社
·北　京·

参考文献

[1] 赵顺英，陆权. 浅谈肺炎支原体性细支气管炎[J]. 中国实用儿科杂志，2021，3(36)：202-204.

[2] 李昌崇，尚云晓，沈叙庄，等. 儿童社区获得性肺炎管理指南(2013修订)[J]. 中华儿科杂志，2013，51(10)：745-752.

[3] 陆权，赵顺英. 儿童肺炎支原体感染的再认识[J]. 中华儿科杂志，2016，54(2)：81-83.

[4] 吴越，陈启庭，陈芳昭，等. 玛巴洛沙韦治疗流行性感冒的快速卫生技术评估[J]. 中国药房，2023，34(19)：2402-2408.

图书在版编目（CIP）数据

儿童用药常见健康问题 / 苏州大学附属儿童医院组织编写. -- 北京 ：人民卫生出版社，2025. 11.
（儿童科学就医系列）. -- ISBN 978-7-117-37392-0

I. R720.5-44

中国国家版本馆 CIP 数据核字第 2025SE6448 号

儿童科学就医系列

儿童用药常见健康问题

Ertong Kexue Jiuyi Xilie

Ertong Yongyao Changjian Jiankang Wenti

组织编写：苏州大学附属儿童医院
出版发行：人民卫生出版社（中继线 010-59780011）
地　　址：北京市朝阳区潘家园南里 19 号
邮　　编：100021
E - mail：pmph @ pmph.com
购书热线：010-59787592　010-59787584　010-65264830
印　　刷：北京盛通印刷股份有限公司
经　　销：新华书店
开　　本：710 × 1000　1/16　**印张：**5
字　　数：67 千字
版　　次：2025 年 11 月第 1 版
印　　次：2025 年 12 月第 1 次印刷
标准书号：ISBN 978-7-117-37392-0
定　　价：35.00 元

打击盗版举报电话：010-59787491　E-mail：WQ @ pmph.com
质量问题联系电话：010-59787234　E-mail：zhiliang @ pmph.com
数字融合服务电话：4001118166　E-mail：zengzhi @ pmph.com

《儿童科学就医系列》

编写委员会

总主编 汪　健　吕海涛　王晓东

总主审 姚　炜　唐叶枫　阐玉英　丁　胜

编　委（以姓氏笔画为序）

王　梅　王红英　毛晨梅　史晓燕　冯柯红　朱振洪
朱慧娥　杜　娆　巫　瑛　李　静　杨小慧　张　芳
陆双泉　陈　艳　金慧臻　周万平　周雪梅　赵兴贺
闻　芳　姚红英　钱　华　盛　茂　盛晓郁　梁培荣
窦训武　樊明月

总序

在当今这个信息爆炸的时代，如何获取科学、准确的医疗知识，是每个家庭尤其是每位家长不可回避的重要课题。面对儿童健康问题，家长既是第一时间的观察者，也是关键的决策者。然而，医学知识的复杂性与儿童健康的特殊性，使得许多家长在面对孩子的健康问题时感到无助甚至焦虑。基于此，苏州大学附属儿童医院怀着对儿童健康事业的责任与热忱，特别策划并组织编写了这套《儿童科学就医系列》科普丛书。

儿童不是成人的缩小版，他们在生理发育、免疫系统以及心理成长等方面都独具特点。这决定了儿童疾病的诊断与治疗需要更加专业化和精细化的应对，而这种专业性常常超出普通家庭的认知范围。家长们一方面需要了解常见疾病的预防和护理，另一方面也需掌握科学就医的基本原则，以便在关键时刻作出明智的选择。

《儿童科学就医系列》汇聚了多位国内顶尖儿科专家的研究与实践智慧，力求以科学严谨、通俗易懂的方式，为家长提供一份权威、实用的健康指南。这套丛书的内容覆盖了儿童成长的每一个阶段，从新生儿到青春期，涵盖了常见疾病的预防与处理方法，同时也详细介绍了健康管理、疫苗接种、心理发展和营养支持等方面的内容。这些知识不仅能帮助家长理解孩子的生理特点和疾病表现，还能有效提升家庭健康管理的能力。

尤其值得一提的是，这套科普丛书秉承“预防胜于治疗”的核心理念，不仅为家长提供了如何应对疾病的指导，还特别强调了日常健康管理的重要性，例如均衡饮食、适量运动、规律作息和心理健康等。通过这些科学的生活方式指导，家长们可以帮助孩子建立并养成健康的生活习惯，从根本上减少疾病的发生。

在互联网时代，各种真假难辨的健康信息扑面而来，这套科普丛书的编写始终坚持基于最新的医学研究成果，同时提醒家长以理性和批判的态度面对医疗信息，避免轻信谣言或盲从偏方。

愿这套《儿童科学就医系列》科普丛书成为每位家长守护孩子健康的得力助手，成为每个家庭信赖的常备书。我们相信，当科学的光芒照亮每一位家长的认知，也必将为孩子们的健康成长铺就更加坚实的道路。

让科学与爱同行，为每一个孩子的未来保驾护航！

中国工程院院士

2025 年 1 月

总前言

随着社会的进步和健康意识的提升，家长对于孩子健康的关注也日益增加。然而，在面对儿童疾病时，许多家长往往因为缺乏医学知识而感到困惑和无助。为了帮助广大家长更好地理解儿童常见病的症状、诊断与治疗，指导家长正确应对孩子的健康问题，促进家庭与医疗机构之间的有效沟通，《儿童科学就医系列》应运而生。

儿童科学就医，不仅关乎疾病的准确诊断与及时治疗，更关系到儿童身心的健康成长。《儿童科学就医系列》从儿童就医的实际需求出发，系统介绍了儿童就医的各个环节和注意事项。从如何选择医院、科室，到就医过程中的沟通技巧、注意事项；从常见疾病的预防、识别，到科学规范的诊断、治疗，本套科普丛书均进行了详尽的阐述。

在编写过程中，我们特别注重内容的科学性、实用性和可读性。我们邀请了多位在儿童医学和护理领域具有深厚造诣的专家学者，结合他们丰富的临床经验和研究成果，共同打造了《儿童科学就医系列》这套科普丛书。同时，我们还采用了通俗易懂的语言和生动的案例，力求让每一位家长都能轻松掌握儿童科学就医的精髓。

《儿童科学就医系列》不仅是一套儿童就医的实用手册，更是一套传递健康理念、提升健康素养的科普读物。我们希望通过这套科普丛书，能够引导家长们树立正确的就医观念，增强科学就医的意识和能力，让儿童在健康的环境中茁壮成长。

当然，医学是一个不断发展和进步的领域，儿童就医的知识和技术也在不断更新和完善。因此，我们在《儿童科学就医系列》这套丛书中介绍的只是当前阶段相对成熟和可靠的内容，并不代表未来不会有新的突破和发现。我们鼓励家长们在阅读学习本套科普丛书的同时，也要关注医学领域的最新动态，为儿童的健康保驾护航。

最后，衷心感谢所有参与《儿童科学就医系列》编写和审校的同仁们，是你们的辛勤付出和无私奉献，才使得这套科普丛书能够顺利面世。同时，我们也衷心希望这套科普丛书能够得到广大家长的喜爱和认可，为儿童的健康成长贡献一份力量。

《儿童科学就医系列》编委会

2025 年 1 月

前言

从 2006 年开始，苏州大学附属儿童医院药剂科为满足患儿家长的用药咨询需求，组织长期从事儿童用药咨询工作的主管药师及以上职称人员成立团队，在省内率先开通了儿童用药咨询服务热线。该项工作的开展拓宽了药师与患儿家长沟通的渠道，不仅提升了患儿的用药依从性，也极大地保障了患儿的用药安全，同时也分流了医生的临床压力，提高了医患双方的满意度，因此获得了苏州团市委颁发的“青年志愿服务先进集体”荣誉称号。所谓“授人以鱼不如授人以渔”，经过多年咨询实践积累，我们觉得有必要将用药咨询工作中遇到的常见问题进行归纳总结，汇集成书，以便帮助更多的患者释疑解惑。

本书将用药咨询服务团队在工作中遇到的常见问题进行收集汇总，在查阅大量专业文献、听取临床专家意见的基础上，以通俗易懂，又不失专业规范的科普语言，以一问一答的简练形式展示给读者。内容上注重实用性，力求信息透彻详尽，能真正达到指导患者用药的目的。编排上注重方便性，按常见阅读习惯，在目录中将问题归类，以方便读者有针对性地查找相关问题。本书可供医务人员、患儿家长等阅读和使用，尤其是可作为儿科药师在开展用药咨询时的参考用书，方便药师从容应答和解决日常工作中遇到的问题，指导患儿家长用药。

最后，衷心感谢全体参编人员在繁重工作之余，为完成本书的编写付出了大量艰辛的劳动。由于参编人员学识有限，书中难免存在疏误之处，恳望读者见谅，并请批评指正。

编　者

2025 年 1 月

目录

1. 儿童可以服用成人药吗

儿童不是成人的“缩小版”，他们的各个器官还没有发育完善，无论是在生理上还是在病理上都与成年人存在着较大的差异，因此，儿童对许多药物的反应也与成年人存在较大的不同，甚至有一些药物还会对儿童身体造成不可逆的损害。

综上所述，我们不建议儿童服用成人药，应该选择有儿童专用剂型的、上市时间较长的、疗效确切的、安全性好的、服用方便的药物。

2. 为什么有的药物可以在药店购买，有的药物一定要医生开处方才能购买

药物分为处方药和非处方药物。非处方药都会带有 OTC 标志，一般具有安全、方便、有效、经济的特点。患者可以根据自己的判断，在柜台药师的指导下自行决定购买非处方药，不需要医生开具处方。没有 OTC 标志的药物则为处方药，处方药具有药理作用大、容易产生不良反应、专业性强等特点，是必须凭执业医师的处方才可调配、购买和使用的药品。

处方药和非处方药不是药品本质的属性，而是在管理上的界定。无论是处方药还是非处方药都一样是经过国家药品监督管理部门批准的。

3. 药品通用名和商品名有什么区别

药品名称分为通用名和商品名。通用名是国家规定的统一名称，同种药品的通用名一定是相同的。商品名则是由不同生产厂家对自己生产的制剂产品所起的名字，并经过注册，具有专用权。所以，不同药厂生产的同一种药物往往会具有不同的商品名。

如“对乙酰氨基酚”就是通用名，不同药厂生产的对乙酰氨基酚的商品名有泰诺林、百服咛、必理通等。

4. 药品和保健品有什么区别

药品是指用于预防、治疗、诊断人的疾病，有目的地调节人的生理功能并规定有适应证或者功能主治、用法和用量的物质，包括中药、化学药和生物制剂等。

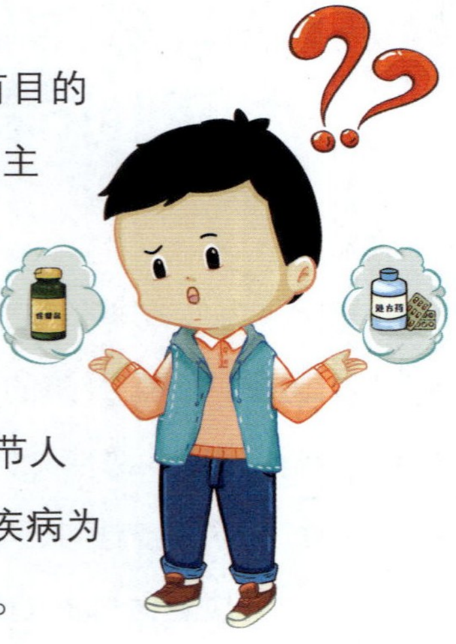

保健品是保健食品的通俗说法。保健品是食品的一个种类，具有一般食品的共性，能调节人体功能，适合特定人群食用，但终究不是以治疗疾病为目的，所以，保健品不是药品，不可用于治疗疾病。

药品和保健品的批准文号不同，药品有“国药准字”字样，保健品有“食健字”字样。

5. 在医院配的药物可以退吗

《医疗机构药事管理规定》第二十八条明确指出：为保障患者用药安全，除药品质量原因外，药品一经发出，不得退换。

已经销售出去的药品，如果退回，可能会涉及保存不当导致药品变质、药品调包等情况发生。退回药品进行二次销售，存在较大的用药安全隐患。因此，原则上药品一经发出是不可以退的。

6. 儿童用药剂量的计算方法有哪些

首先需要说明的是，儿童服用药品的剂量应遵循医嘱或药师建议。一般情况下，儿童用药剂量可以根据儿童的体重、年龄、体表面积进行计算。

在家自行给儿童服药时，需要严格按照药品说明书执行，一般是根据体重来计算儿童用药剂量，因为儿童体重比较容易测量获得。但如果儿童过瘦或者过胖，应遵循医嘱或药师建议，根据实际情况做出一定调整。

根据年龄给药的前提是说明书上有明确列出不同年龄的给药剂量，家长才可以对照说明书来相应地给药。

按照体表面积计算给药剂量比较复杂，一般用于对安全性要求比较高、剂量范围较窄、给药剂量要求严格的药物。这一计算方法一般是在医院由医生或药师来完成，不适合家长自行计算给药。

7. 什么是药品不良反应

药品不良反应是指按规定剂量正常应用药品的过程中产生的有害而非期望的、与药品应用有因果关系的反应。包括副作用、变态反应、毒性作用、药物的“三致”(致畸、致癌、致突变)、菌群失调、药物依赖等。药品不良反应是药品固有特性所引起的,任何药品都有可能引起不良反应。

药品不良反应的出现,并非“用错药”或者“药品不合格”,任何人服用任何药品都有可能出现不良反应。有句俗话说得好“是药三分毒”,实际上也是说明了这个问题。

8. 出现药品不良反应该怎么办

药品的不良反应是不可避免的,发生不良反应的原因有很多,包括药品类别、给药途径、个体差异等多种因素,用药时应进行全方位考虑。

如果出现疑似药物不良反应,也无须惊慌,一定要保持冷静。首先需要判断这个不良反应是不是在用药后才出现的,要综合客观地分析用药时间与不良反应出现的时间有无密切联系,不能仅凭主观感受就得出结论;其次要判断出现的不良反应是否符合药物说明书上已知的药物不良反应类型特点;再次要明确停药或减少剂量后不良反应是否减轻或消失;最后要明确再次接触药物是否再次出现同样反应。

如果药物不良反应较轻,患者可以忍受,一般无须做任何处理,停药后不良反应会自行消失;如果发生较明显的不良反应,应及时联系医生,一定要在医生的指导下，根据不良反应的不同表现、严重程度采取相应的治疗措施；如果出现严重的不良反应，应立即停药并及时就医，配合医生进行救治。

9. 为什么要进行药物浓度监测

临床中常有这样一种现象：同样的药物剂量，同种疾病，对于不同患者的疗效往往也会不同。有的表现为药到病除，恰到好处；有的显示疗效一般，病情稍见好转；而有的却出现了疗效不佳的情况。同时，他们对于毒副作用的表现也不一样，有的几乎无副作用或症状轻微；有的却很严重，甚至出现中毒。这是因为患者之间存在着个体差异（如年龄、性别、身体状况、遗传、种族等），导致药物在患者的体内的吸收、分布、代谢、排泄等环节存在较大差异，只有进行药物浓度监测才能判定其用药剂量是否合适。

10. 哪些药物需要进行药物浓度监测

需要进行药物浓度监测的药物主要有以下几类：

（1）强心苷类：地高辛等；

（2）抗癫痫药：苯妥英钠、苯巴比妥、卡马西平、奥卡西平、丙戊酸钠、拉莫三嗪、左乙拉西坦、乙琥胺等；

（3）抗心律失常药：利多卡因、奎尼丁等；

（4）平喘药：氨茶碱等；

（5）抗抑郁药：帕罗西汀、阿米替林、西酞普兰等；

（6）抗躁狂症药：碳酸锂等；

（7）免疫抑制剂：环孢素 A、他克莫司、霉酚酸酯等；

（8）抗菌药物：氨基糖苷类、万古霉素等；

（9）抗肿瘤药物：甲氨蝶呤等。

11. 儿童发热哪个退热药较好

目前推荐的安全有效的儿童退热药有两个：对乙酰氨基酚和布洛芬。对于 2~6 月龄的儿童推荐使用对乙酰氨基酚；≥ 6 月龄的儿童则对乙酰氨基酚和布洛芬均可使用。这两个退热药都是通过抑制环氧酶而减少前列腺素的产生起到退热作用，退热效果相似，给儿童退热两者选择其一即可。

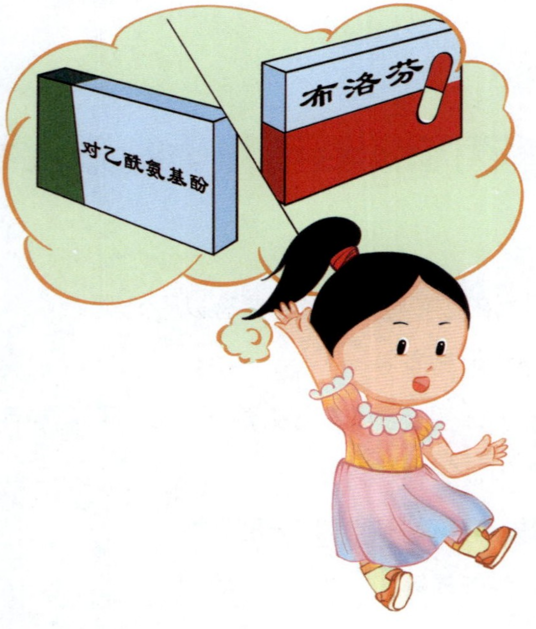

12. 儿童吃了退热药，体温依旧降不下来怎么办

布洛芬和对乙酰氨基酚是儿童常用的退热药，这两个药物的起效时间一般都是在 30~60 分钟。部分患儿服用后，可能仍旧高热不退，这时不应重复使用，因为退热药的服用时间一般应该间隔 4 小时以上。同时，也不建议对乙酰氨基酚和布洛芬联合使用。面对这种情况，一方面我们可以辅以恰当的物理降温措施；另一方面建议咨询医生，明确患儿高热不退的病因。

13. 儿童为什么不能使用激素退热

发热是人体对致病因子的一种防御性反应，儿童由于大脑皮质发育尚未健全，体温调节功能也不够完善，故生病时容易引起体温升高，甚至出现高热惊厥。

糖皮质激素具有良好的抗炎、抗过敏、免疫抑制等作用，因此很多人认为可以将糖皮质激素用于治疗儿童感染性疾病、退热以及预防药物过敏。儿童特殊的生理特点决定了他们患病时更容易出现高热，由于糖皮质激素能抑制细菌或病毒感染时内源性致热原的细胞因子释放，短时间内可促使体温下降，表面上看来是达到了治疗效果，然而，激素会使儿童胃酸分泌增多，引发恶心呕吐，严重者甚至引发胃溃疡。

激素的免疫抑制作用也会削弱机体的抵抗力，导致感染扩散，病情加重。

激素还有抗过敏的作用，但它不能预防过敏。

所以，滥用激素的结果只会加重病情，导致蛋白质、糖、脂肪及电解质代谢紊乱，影响儿童生长发育等不良反应。

14. 什么是抗生素

抗生素的准确名称是抗菌药物。抗菌药物是指具有杀死或抑制细菌生长作用的药物。抗菌药物是临床治疗各种细菌感染必不可少的药物，但抗菌药物在有效治疗细菌感染性疾病的同时，也引发了日益严重的药品不良反应和细菌耐药性。

许多家长对抗生素的作用不甚了解，把它视作治病的“万能药”，不管孩子得了什么病，都要吃些抗生素才会觉得安心。事实上，儿科感染性疾病主要是呼吸道感染和消化道感染，其中急性呼吸道感染是儿科最常见的社区获得性感染，大多由病毒感染所致，少数为细菌感染或在病毒感染基础上继发细菌感染。因此，家长一定要在儿童被诊断为细菌感染时，遵照医生的医嘱和药师的指导才能服用抗菌药物。

15. 抗生素就是“消炎药”吗

抗生素（即抗菌药物）是指具有杀死或抑制细菌生长作用的药物，消炎药是对具有降低炎症反应能力药物的俗称，正确的名称是解热镇痛药。

抗菌药物的主要作用是杀死或抑制细菌生长，而解热镇痛药主要负责解决“红、肿、热、痛”这些症状。抗菌药物一定要在有细菌感染的时候使用，而解热镇痛药治疗的红肿热痛等“炎症”不一定和细菌感染有关，所以抗生素和消炎药并不是同一种药物。

16. 哪些抗菌药物儿童不能用

儿童常用的抗菌药物有青霉素类、头孢菌素类和大环内酯类等，这些抗菌药物在儿童感染性疾病的治疗中发挥着不可替代的作用，但有些抗菌药物是儿童不能使用的，主要有以下五类：

（1）氯霉素药物：氯霉素药物容易因为血药浓度过高而引起灰婴综合征，这主要和宝宝的肝脏肾脏功能排泄差有关。

（2）磺胺类药物：如复方新诺明，磺胺类药物会增加宝宝出现核黄疸的风险，对于2月龄以下的婴儿应禁用，其他年龄段的宝宝要酌情使用，最好在医生的指导下使用这类药物。

（3）氨基糖苷类药物：如庆大霉素、阿米卡星、妥布霉素等，这类药物因为肾毒性、耳毒性不可乱用，婴幼儿应该避免接触。如果必须要使用这类药物，则应该监测血药浓度，由专业的医生调节药物剂量。

（4）喹诺酮类药物：如诺氟沙星、环丙沙星、左氧氟沙星等，这类药物是不适合18岁以下人群使用的，因为容易引发关节病变。

（5）四环素类药物：四环素类抗菌药物可导致牙齿着色及牙釉质发育不良，一般不可用于8岁以下儿童。

17. 抗菌药物服用两天没什么效果可以换药吗

对于感染性疾病，医生会在有明确指征下选用适宜的抗菌药物，并采用适当的剂量和疗程，以达到杀死致病菌、控制感染。家长应该坚持按医嘱给儿童服用药物，避免频繁换药。在抗感染治疗过程中如不按疗程突然停药，易造成感染迁延不愈或反复发作，或转为慢性感染。此外抗菌药物如剂量、疗程不足，细菌很可能没有被彻底消灭而产生细菌的耐药性。

因此，家长应该认识到药物的起效是需要一定时间的，应根据医生的医嘱正确使用抗菌药物，并根据医生的要求及时复诊，以保证治疗效果。

18. 手足口病要用抗菌药物治疗吗

手足口病是一种儿童传染病，是由肠道病毒引起的急性传染病，引发手足口病的肠道病毒有 20 多种，其中以柯萨奇病毒 A16 型（Cox A16）和肠道病毒 71 型（EV 71）最为常见。手足口病多发生于 5 岁以下儿童，可引起手、足、口腔等部位的疱疹，少数患儿可引起心肌炎、肺水肿、无菌性脑膜脑炎等并发症。个别重症患儿病情发展快，易导致死亡。

由于手足口病是由肠道病毒引起的传染病，所以手足口病的治疗应以抗病毒治疗为主，重症患儿或合并、继发细菌感染的患儿才需要使用抗菌药物。轻症者可给予抗病毒药物、免疫调节药物治疗和局部治疗。常用的抗病毒药物有阿昔洛韦、伐昔洛韦、泛昔洛韦等，它们作为高效广谱的抗病毒药物，具有明显缩短发热及皮损愈合时间，减轻口腔疱疹疼痛作用；常用的免疫调节药物有转移因子、胸腺肽等药物；局部应用的药物有含漱剂、涂抹药。合并或继发细菌感染时根据感染的病原菌选择适合的抗菌药物进行抗感染治疗。

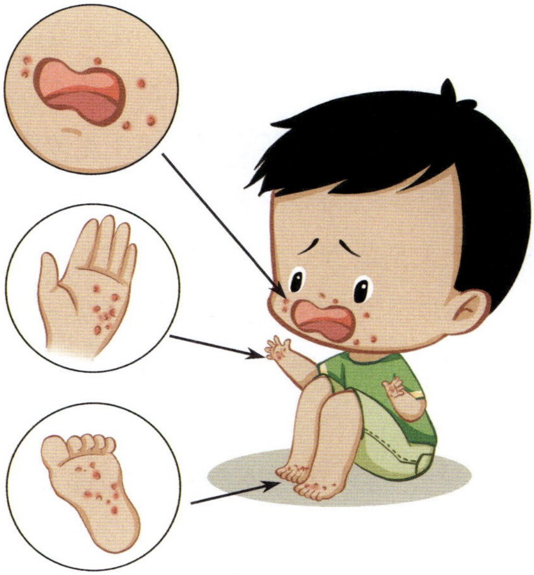

19. 儿童支原体肺炎可选哪些抗菌药物治疗

由于肺炎支原体没有细胞壁，所以大家熟悉的青霉素和头孢等以细胞壁作为靶点的抗菌药物，对肺炎支原体基本无效。目前，大环内酯类抗菌药物，如罗红霉素、阿奇霉素、克拉霉素、红霉素，为肺炎支原体感染的首选治疗药物。其中，阿奇霉素因为半衰期长、组织浓度高，使用疗程短受到格外青睐。对于难治性儿童支原体肺炎可以使用新型四环素类抗菌药物多西环素和米诺环素或喹诺酮类抗菌药物。

20. 阿奇霉素怎么吃

目前口服阿奇霉素说明书中列出的儿童用法用量有两种，包括“三日疗法”和“五日疗法”，也就是“服三停四”和“服五停二”疗法。三日疗法是指连续服药 3 天，每天服药一次，一次剂量为每千克体重 10 毫克阿奇霉素；五日疗法是指连续服药 5 天，每天服药一次，第 1 天剂量为每千克体重 10 毫克阿奇霉素，第 2~5 天剂量为每千克体重 5 毫克阿奇霉素。治疗后 72 小时，根据体温情况等初步评价药物疗效。无论是哪种疗法，总剂量均为每千克体重 30 毫克。应依据病情的严重程度和病程的长短等选择合适的用法用量。对于某些特定情况下的重症感染，疗程还可适当延长。但以阿奇霉素治疗儿童的任何感染时，建议其总剂量最高不超过 1 500 毫克。

21. 阿奇霉素是不是只能输 3 天液

不是，严重感染时可采取阿奇霉素静脉输液，10 毫克/(千克·天)，每日一次，连用 7 天左右，间隔 3~4 天后再开始第 2 个疗程，总疗程依据病情而定，最多为 3 个疗程，可视患儿的病情，将静脉输液转换为口服给药。

22. 儿童支原体肺炎可以用四环素和喹诺酮类抗菌药物吗

对于难治性儿童支原体肺炎，2023 年版的《儿童肺炎支原体肺炎诊疗指南》明确可以使用新型四环素类和喹诺酮类抗菌药物治疗。

新型四环素类抗菌药物主要包括多西环素和米诺环素，是治疗肺炎支原体感染的替代药物，对耐药肺炎支原体感染具有确切疗效。由于可能导致牙齿发黄和牙釉质发育不良，仅适用于 8 岁以上儿童。8 岁以下儿童使用属于超说明书用药，需充分评估利弊，并取得家长知情同意。

喹诺酮类抗菌药物如莫西沙星、左氧氟沙星等，也是治疗肺炎支原体感染的替代药物，对耐药肺炎支原体感染具有确切疗效。由于存在幼年动物软骨损伤和人类肌腱断裂的风险，18 岁以下儿童使用属于超说明书用药，需充分评估利弊，并取得家长知情同意。

23. 儿童新冠对症常用药物有哪些

（1）抗病毒药物：连花清瘟颗粒、双黄连口服液、儿童豉翘清热颗粒、蒲地蓝口服液等中成药。使用时选用一种药物即可，不建议两种及以上药物混用，以免成分重复，增加不良反应。

（2）退热药：发热是新冠病毒感染初期最主要的症状，当儿童体温高于 38.5℃，可以使用布洛芬和对乙酰氨基酚这两种药物进行退热，对于有热性惊厥史的儿童，建议 38℃就开始服药。

（3）止咳化痰药：对于儿童无痰干咳，可以选用含有福尔可定、右美沙芬等镇咳药物。如果儿童喉咙有痰难以咳出，可以将镇咳药物更换为氨溴索、羧甲司坦、乙酰半胱氨酸等化痰药，有助于儿童排痰。

（4）鼻塞流涕药：对于儿童鼻塞、流涕症状，可以选用西替利嗪、氯雷他定等抗过敏药进行对症治疗，建议临睡前服用。另外家长还可以使用海盐水喷鼻剂，清洁儿童的鼻腔，辅助改善鼻炎症状。对于严重鼻塞的儿童，还可以使用呋麻滴鼻液等药物，注意呋麻滴鼻液使用不要超过 7 天。

（5）止泻药：对于儿童腹泻症状，可以选用蒙脱石散、消旋卡多曲颗粒进行止泻；使用双歧杆菌三联活菌散、布拉氏酵母菌散等益生菌调节肠胃菌群；使用口服补液盐补充电解质。

24. 感冒为什么一般不建议用抗菌药物

90% 以上儿童感冒的病原为病毒。普通感冒通常不需要应用抗菌药物，对症治疗居首要地位，包括休息、补充足够水分、退热、减轻鼻塞、流涕等卡他性症状。当症状持续 7~10 天无改善，或反而加重，或伴发热、白细胞升高、C 反应蛋白升高时，考虑细菌感染，在积极寻找感染部位的同时，需加用抗菌药物；急性期过后，作为引起咳嗽的病原体已清除，因而无需继续使用抗生素。

25. 儿童感冒要不要输液

现在许多家长只要一遇到儿童感冒发热,就会带儿童到医院输液。家长认为给儿童口服喂药难度大,而且吃药效果太慢,输液可以让病情迅速好转。但输液绝不是无所不能的“灵丹妙药”。在临床上静脉输液有三个指征:严重脱水;病情严重,无法口服药物;需要用的药物只能通过静脉点滴。如果病情确实需要输液,应规范操作,严格控制输液治疗质量。现在我们倡导,能吃药尽量不打针,能打针尽量不输液。这是为了避免过度治疗,也避免资源和经济上的浪费,还能减少药物刺激性、过敏反应和感染的机会。目前已有研究表明,相比于口服、肌内注射等给药途径,静脉注射给药更容易对患者造成伤害。因此对于大部分由病毒引起的感冒,不建议给儿童输液治疗。

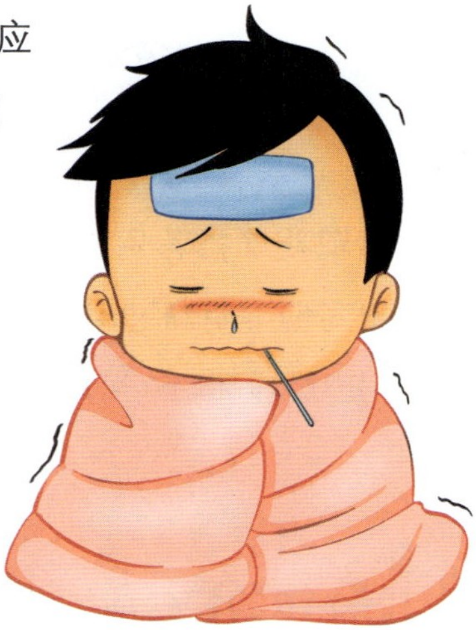

26. 哪种抗病毒药被推荐用来治疗儿童流感

目前推荐用来治疗儿童流感的抗病毒药物主要有奥司他韦、扎那米韦或帕拉米韦、玛巴洛沙韦。临床治疗流感主要药物之一是奥司他韦,明确可用于成人和 1 岁及 1 岁以上儿童的甲型和乙型流感治疗。奥司他韦能缩短流感患者发热和疾病症状的持续时间,可以减少 1~3 天的病程,让儿童少受 1~3 天的罪。同时还可降低并发症(如中耳炎、肺炎和呼吸衰竭)的风险。口腔吸入用药扎那米韦被批准用于 7 岁以上人群流感的治疗,5 岁或以上人群流感的预防。静脉制剂帕拉米韦被批准用于治疗 2 岁以上未住院且症状不超过 2 天的儿童急性非复杂性流感。对于口服奥司他韦胃肠道不吸收的儿童,静脉制剂可作为严重流感的替代治疗选择。2023 年玛巴洛沙韦被批准用于 5 岁以上儿童单纯性甲型和乙型流感患者的治疗。

27. 有没有药物可以预防流感

目前明确推荐用来预防儿童流感的药物有奥司他韦和玛巴洛沙韦两种。奥司他韦明确可用于 13 岁及 13 岁以上青少年的甲型和乙型流感的预防。玛巴洛沙韦明确可用于存在流感相关并发症高风险的 12 岁及以上儿童。

28. 感冒鼻塞时,麻黄碱滴鼻液为什么不能连续使用

感冒会累及鼻黏膜,引起鼻塞、流涕等症状。麻黄碱滴鼻液可以缓解鼻部充血,缓解鼻塞症状,但连续使用不得超过 7 天。麻黄碱滴鼻液不宜长期使用的原因是:盐酸麻黄碱有直接收缩血管的作用,能暂时性地收缩鼻腔静脉,减轻鼻腔阻塞的症状,但频繁使用可产生“反跳”现象,出现更为严重的鼻塞。长期使用可造成鼻黏膜损伤,产生耐药性和药物依赖性。在临床中,滥用麻黄碱而发生药物性鼻炎的患者比较多见,常表现为鼻腔干燥,鼻塞、

鼻甲肥大。此外，麻黄碱还会引起血压升高，心跳加快，有先天性心脏病的儿童不能使用。

29. 儿童经常感冒需要吃提高免疫的药物吗

有些儿童经常感冒、发热、反复发生呼吸道感染，家长的第一反应就是最近小朋友免疫力下降了，就想找医生开点药来提高小朋友的免疫力。

免疫是人体的一种生理功能，人体依靠这种功能识别“自己”和“非己”成分，从而破坏和排斥进入人体的抗原物质（如病毒、细菌等），或人体本身所产生的损伤细胞和肿瘤细胞等，以维持人体的健康。由于儿童免疫系统尚处于发育阶段，环境、遗传、营养等各方面因素会导致儿童容易发生呼吸道感染，这并不是免疫功能低下的表现。除了患有免疫功能缺陷疾病的儿童，一般的儿童并不需要特意使用增强免疫力的药物。

30. 什么情况下儿童需要吃提高免疫的药物

大部分儿童是不需要服用提高免疫的药物的，但有些儿童因免疫缺陷或由于感染、药物、营养不良等原因引起反复呼吸道感染时，可以服用提高免疫的药物。那怎么判断是否是反复的呼吸道感染呢？不同年龄段的儿童，判断标准不同：一般来说，小于 2 岁的儿童一年内上呼吸道感染超过 7 次；2~5 岁的儿童一年内上呼吸道感染超过 6 次；5~14 岁的儿童一年内上呼吸道感染超过 5 次，且每次发病间隔时间大于 7 天，就可判为反复呼吸道感染。

因此，儿童免疫力低下问题应区别对待，如经常感冒、发热、咽喉痛，反复发生呼吸道感染，一生病要拖很久才能痊愈，这些情况可能是儿童免疫功能低下引起的，家长可及时带儿童到医院就诊，请医生分辨儿童是否属于免疫力低下导致的反复感冒，若确有免疫功能缺陷或者免疫功能低下，请在医生指导下做进一步治疗。

31. 治疗哮喘可以使用抗菌药物吗

哮喘是一种气道慢性炎症性疾病，这种炎症是一种变应性炎症（或称过敏性炎症），而不是感染性炎症。用抗生素治疗变应性炎症是无效的。目前认为糖皮质激素是控制变应性炎症的有效药物。对于气道的变应性炎症，我们尽量采用吸入激素来控制哮喘的慢性变应性气道炎症。虽然感染是诱发哮喘发病的重要原因（尤其是在儿童身上），但常见的感染源是病毒或支原体，而不是细菌。病毒感染使用抗菌药物是没有必要的。如果明确是支原体感染，那么应在医生指导下合理使用大环内酯类抗菌药物，如阿奇霉素或红霉素，否则就没有必要使用抗菌药物了。

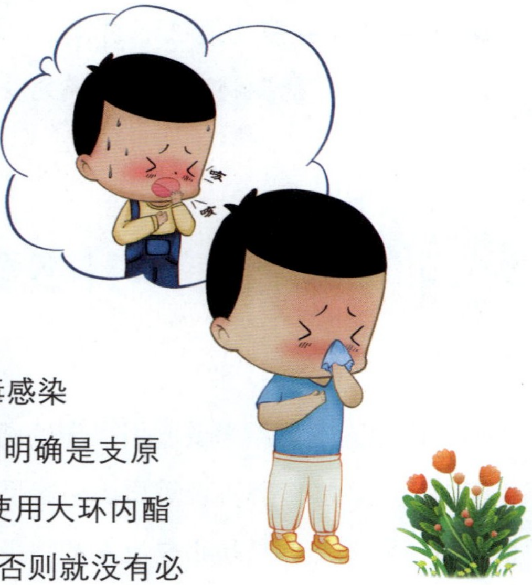

32. 儿童到底能不能用激素

糖皮质激素是由肾上腺皮质最中层束状带分泌的一种代谢调节激素，在体内的分泌主要受下丘脑-垂体-肾上腺轴调节。糖皮质激素具有良好的抗炎、抗过敏、免疫抑制等作用。家长对于糖皮质激素“谈虎色变”，不愿意给儿童使用激素，从而影响到儿童疾病的有序治疗。近年来，儿童哮喘的发病率在我国日趋升高，全球哮喘防治倡议明确了吸入激素是目前控制哮喘最有效的手段。吸入激素属局部用药，按常规剂量正确使用，副作用少，这与口服激素等全身用药是完全不同的。哮喘患者要想使哮喘症状得以比较好的控制，需遵医嘱长期规范地吸入糖皮质激素，不可擅自换药减药停药。此外儿童川崎病、肾病综合征等儿科疾病的治疗方案中，都需要使用到糖皮质激素。

33. 为什么哮喘治疗要用吸入性糖皮质激素

哮喘的治疗已从既往单独强调支气管扩张剂的使用调整为以抗气道炎症为主的治疗。糖皮质激素是最有效的抗气道炎症药物，但长期全身使用激素有较多全身性副作用，如儿童生长发育的抑制、骨质疏松、高血压、肌肉萎缩、下丘脑-垂体-肾上腺轴功能抑制等，使其使用受到极大的限制。吸入性糖皮质激素的诞生与发展使哮喘的防治效果有了很大的改观。吸入糖皮质激素能在呼吸道局部产生较强的抗炎效果又可减少甚至避免激素的全身性副作用。吸入性糖皮质激素是目前最有效的抗气道炎症药物。1995 年 GINA 提出了以吸入性糖皮质激素为主的哮喘长期管理的阶梯式方案，根据哮喘的不同严重程度予以分级治疗，其主要精髓在于强调吸入疗法为哮喘的首选治疗方法。哮喘患者必须长期规律使用吸入糖皮质激素以控制气道炎症并辅以按需吸入速效 β_2 受体激动剂来缓解哮喘症状。中国儿童哮喘患者，使用布地奈德剂量 200~400 微克/天时，长期应用一年是安全的，若剂量是 400 微克/天，则需注意随访观察。

34. 哮喘急性发作可用哪些药物

如果咳嗽症状重，甚至出现喘息、呼吸困难等哮喘症状，对于哮喘患儿来说可能是哮喘急性发作。在哮喘急性发作时，应在第一时间内遵照医嘱治疗，以迅速缓解气道阻塞症状。儿童哮喘急性发作的常用药物有以下几类，具体见表 1 。

表 1　儿童哮喘急性发作常用药物

药物类型	代表药物	作用效果
短效吸入型 β_2 受体激动剂	沙丁胺醇 硫酸特布他林	吸入给药可在数分钟内起效，缓解中度支气管痉挛、哮喘急性症状，适合任何年龄段的儿童
短效吸入抗胆碱能药物	异丙托溴铵	通过拮抗气道的 M 胆碱受体，舒张气道平滑肌，舒张支气管
吸入糖皮质激素	布地奈德 丙酸氟替卡松	通过抑制炎症递质、细胞因子释放及调节机体免疫，发挥抗炎作用，控制气道炎症
口服糖皮质激素	泼尼松或泼尼松龙	

35. 服用泼尼松要注意些什么

泼尼松是临床最常用的糖皮质激素类药物。糖皮质激素具有抗感染、抗过敏和抑制免疫等多种药理作用，可用于严重感染或炎症、自身免疫系统疾病、血液病等的治疗。但是不适当的或长期大剂量使用糖皮质激素可导致多种不良反应和合并症，如医源性库欣综合征面容和体态，即我们常说的向心性肥胖、满月脸、水牛背；此外，还会引起高血压、糖尿病、高血脂、低血钾、骨质疏松，消化道溃疡以及抑制儿童生长发育等。长期服用泼尼松首先要避免减量过快或突然停药，特别是当遇到感染、创伤、手术等严重应急情况时，可引起肾上腺皮质功能不全或危象，表现为恶心、呕吐、乏力、低血压和休克等。这是由于长期大剂量使用泼尼松，可反馈性抑制垂体-肾上腺皮质轴致肾上腺皮质萎缩所致。其次，长期服用泼尼松突然停药可能会引起反跳现象，发生的原因可能是患者对激素产生了依赖性或病情尚未完全控制，常需加大剂量再行治疗，待症状缓解后再缓慢减量、停药。此外，如果每天只服用一次泼尼松，建议在早晨 8 点服用，因为此时是人体糖皮质激素分泌高峰期，药物对脑垂体分泌的促肾上腺皮质激素的负反馈作用最小。

36. 怎样正确服用孟鲁司特钠

如果使用孟鲁司特钠治疗哮喘，应该每天睡前服用，这是因为夜间哮喘发生的可能性更大。如果是用于治疗过敏性鼻炎的患者，服用时间没有特殊的要求，每天固定时间使用即可。也有个别患者服用孟鲁司特钠会出现睡眠质量差,那么换成白天服用就更适合。

孟鲁司特钠可直接服用,或与一勺室温或冷的软性食物(如苹果酱)混合服用,或溶解于一茶匙室温或冷的婴儿配方奶粉或母乳服用。在服用时才能打开包装袋。打开包装袋以后应立即服用全部的剂量(15 分钟内)与食物、婴儿配方奶粉或母乳混合后不能再贮存至下次继续服用。不应溶解于除婴儿配方奶粉或母乳外的其他液体中服用,但是服药后可以饮水。

37. 雾化吸入治疗有哪些注意事项

雾化吸入是将药物水剂或粉剂经吸入装置分散成悬浮于气体中的雾粒或微粒,通过吸入的方式沉积于呼吸道和/或肺部,从而达到局部治疗的作用。雾化吸入具有起效快、用药量少、局部药物浓度高而全身不良反应少等优点。在哮喘治疗中,雾化吸入疗法有哪些需要注意的事项以帮助达到疗效的同时尽量避免不良反应的发生呢? 以下便是注意要点:

(1) 雾化过程中应采取坐位或半卧位,利于雾滴在终末细支气管沉降。吸入时口吸鼻呼,平静呼吸间歇深吸气,吸气末尽可能稍作停顿,使雾粒吸入更深。

(2) 每次雾化用量为 3~4 毫升,若药物容量不足,可使用生理盐水稀释。吸入前不要抹油性面霜,若涂抹油性面霜会造成更多的面部药物吸附。

(3) 年幼儿安静时吸入比哭闹时效果更好,哭闹厉害的婴幼儿可暂停治疗,待其安静后或安抚入睡后再进行雾化治疗。

(4) 在进行吸入治疗的最初阶段,部分儿童会感觉很难把握正确的呼吸节律,很容易由于呼吸过快(换气过度)导致眩晕或恶心,在这种情况下,可以拿开喷雾器用鼻部轻松呼吸几次，待不适感觉消失后再继续治疗，此种方法也适用于在吸入过程中突然想要咳嗽的儿童。

（5）雾化过程中严密观察病情变化，避免将药液喷入眼睛，否则易引起眼内压升高，使眼睛不适。如出现胸闷、气喘、烦躁不安、呼吸及心率加快、发绀、呼吸困难等，应暂停雾化治疗。

（6）雾化结束后及时洗脸漱口，尽量避免将药液咽下，以减少口腔和咽喉部的药物沉积，降低声音嘶哑和口腔念珠菌感染等局部不良反应和全身不良反应的发生率。

（7）喷雾器使用完后为防止药物结晶堵塞喷嘴，可加入少量清水雾化数十秒，然后再冲洗喷雾器。雾化治疗结束后，将除空气导管外的所有喷雾器配件一起用清水（或温水）冲洗干净，甩干残留的水，将各部件放在干净的布或纸巾上晾干，或用布擦干，喷雾器完全干燥后，组装喷雾器放入干净的盒内备用。

（8）对一次未用完的雾化药物，建议置于 4℃冰箱内保存；为避免影响药物效价，建议保存时间不超过 24 小时。

（9）雾化结束后及时给予拍背，同时有意识地咳嗽咳痰，以利痰液排出，疏通气道，提高疗效。

38. 如何正确使用气雾剂加储雾罐

储雾罐主要用于儿童哮喘患儿，尤其适合吸入皮质激素时使用，用储雾罐会明显减少吸入糖皮质激素的局部副作用以及潜在的全身副作用。通常 5 岁以下的患儿使用的储雾罐需要同时备有面罩，5 岁以上的患儿可用口含器型储雾罐。

气雾剂加储雾罐的正确使用方法:

第一步:将盖打开;

第二步:用力将药物摇匀;

第三步:用储雾罐扣住患者的口鼻,再将药物插入储雾罐内;

第四步:然后根据医生的要求按压气雾剂 1~2 下;

第五步:正常呼吸 30 秒以上;

第六步:吸药后注意用湿毛巾擦洗面罩扣住的部分,漱口。

注意:呼吸要自然,不要短而快地呼吸,造成无效通气,药物吸入不到气管内。

储雾罐使用注意事项:

(1) 喷药入罐后应尽快吸入,超过 20 秒因气雾剂在罐内沉积可导致吸入药量减少。

(2) 每次吸入一喷,不能直接连续按压数喷,以免超过剂量。

(3) 给药后必须洗脸,漱口。小于 4 岁的儿童直接采用面罩吸入。

(4) 储雾罐定期清洗,如果使用频繁,推荐每周清洗一次,清洗时可以用 40℃温水,加入洗洁精洗涤,但一定要用清水冲洗干净,然后自然晾干,切勿擦拭内壁,以免产生静电影响疗效。

39. 哮喘患儿吃什么食物比较好

哮喘患儿可以适当地选用蛋白质含量较高又有丰富维生素的食品,如奶制品、蛋类、肉类,也可适当补充含镁食物如海带、芝麻、核桃、花生、大豆及绿叶蔬菜等,宜食大枣、梨、橘、杏、罗汉果、莲子、萝卜等,哮喘患儿饮食宜清淡,不宜过咸,并要定时定量,多吃蔬菜水果。

哮喘患儿饮食注意：

（1）哮喘患儿宜忌食酒类、刺激性、油腻肥厚的食物，以免滋湿生痰，生热助火，加重病情。

（2）宜吃某些富含矿物质的食物，如：镁（大量存在于全麦面粉、小米、无花果、肉、鱼、坚果和豆类中）；锌（存在于肉、家畜内脏、麦芽、坚果、蟹、牡蛎和小扁豆中）和钙（主要存在于牛奶和乳制品中），常吃此类食品可有效预防惊厥。

（3）宜吃混合色拉和生的水果，可减少发病的次数和降低发病的严重程度。

（4）哮喘的初起多属实证，身体壮实者，或属风痰壅盛者，饮食宜清淡而富有营养，多食米面、蔬菜。

40. 如何区分过敏性哮喘、过敏性鼻炎和支气管炎

过敏性鼻炎与过敏性哮喘之间有着密切的联系，从本质上说都是变态反应性疾病，发病机制相同，只是靶器官不一样，过敏性鼻炎发生在上呼吸道，哮喘发生在下呼吸道。流行病学关系密切，临床大约 70% 的哮喘患者伴有过敏性鼻炎，过敏性鼻炎患者中超过 50% 的患者伴有哮喘，过敏性鼻炎患者若干年后支气管哮喘发病率明显高于无过敏性鼻炎患者。过敏性鼻炎控制不佳，可通过鼻-支气管反射使哮喘加重，也是难治性哮喘的常见病因之一。因此，过敏性鼻炎合并支气管哮喘患者，在治疗哮喘的同时应该兼治过敏性鼻炎，以便更好地控制哮喘。仅有过敏性鼻炎者也应该积极控制鼻炎，以防向下发展成哮喘。

支气管炎通常有急慢性的支气管炎两类，急性支气管炎通常是由病毒、细菌引起的气道炎症；慢性支气管炎通常是由于污染、吸烟等所致。需要区分的是，支气管炎也有哮鸣音、咳喘，但事实上支气管炎和哮喘是独立的，支气管炎不是哮喘。与支气管炎不同的是，哮喘是反复发作，且是突然发作，夜间较重，咳嗽很少。在治疗的时候采用抗生素治疗的方式通常对哮喘无效，由于哮喘大多数是过敏性的，所以还是以脱敏治疗为主，查出过敏原，有的放矢预防和脱敏治疗才是正确的治疗。

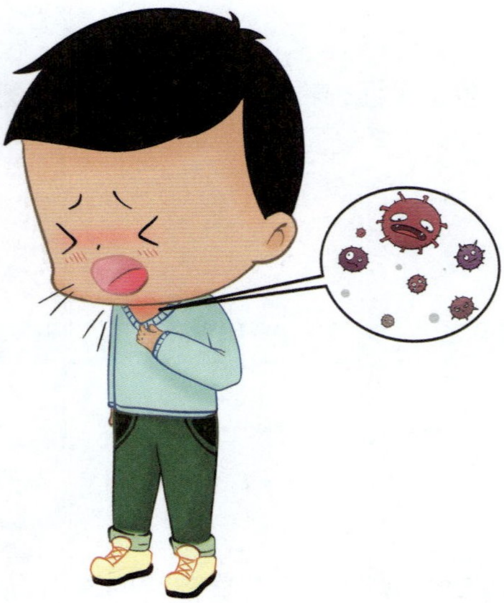

41. 过敏性鼻炎的常用药物有哪些

过敏性鼻炎常用治疗药物分为一线用药和二线用药。其中一线治疗药物包括：鼻用糖皮质激素、第二代口服和鼻用抗组胺药、口服白三烯受体拮抗剂。轻度和中-重度间歇性过敏性鼻炎患者，使用一线药物单一治疗通常能获得良好的疗效。重度持续性过敏性鼻炎患者，推荐在首选鼻用激素的基础上联合使用第二代抗组胺药和/或白三烯受体拮抗剂。常用的鼻用激素药物有布地奈德鼻喷雾剂、糠酸莫米松鼻喷雾剂、丙酸氟替卡松鼻喷雾剂等。第二代口服抗组胺药起效快速，作用持续时间较长，能明显缓解鼻部症状特别是鼻痒、喷嚏和流涕，对合并眼部症状也有效，但对改善鼻塞的效果有限。常用药物有盐酸西替利嗪、氯雷他定等。

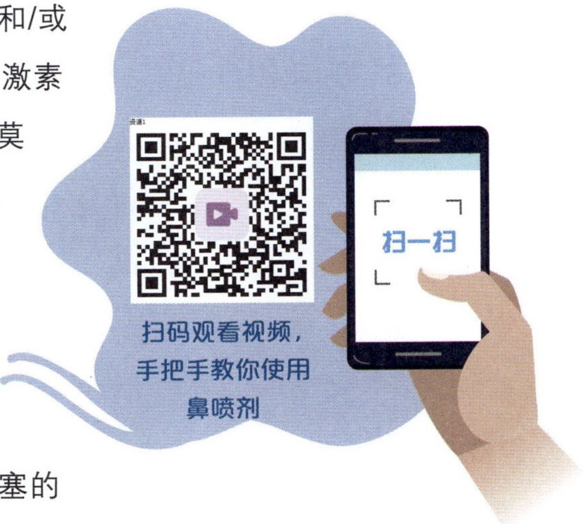

42. 粉尘螨滴剂的使用方法及疗程

尘螨是属于室内过敏原最普遍的一种，屋尘螨是中国儿童哮喘发作最重要的危险因素。临床上通过皮肤试验、支气管激发试验、鼻黏膜激发试验和体外螨特异性 IgE 测定都能够证明螨是引起呼吸道变态反应重要的致敏原。粉尘螨滴剂是粉尘螨代谢培养基生理盐水浸出液，用于粉尘螨过敏引起的过敏性鼻炎、过敏性哮喘、特应性皮炎、过敏性结膜炎的脱敏治疗。儿童一般 4 周岁以上开始疗程，通常只使用粉尘螨滴剂 1 号、2 号、3 号、4 号，其中 4 号为长期维持量。除非临床医师要求，否则一般不使用粉尘螨滴剂 5 号。粉尘螨滴剂应在过敏症状轻微时开始治疗，滴于舌下，含 1 分钟后吞服。每日一次，一般在每天的同一时间用药，最好是早饭前用药。若用药后偶然出现疲劳症状，可将用药时间改为晚上。根据过敏程度调节剂量。常用量分为递增剂量和维持剂量。递增剂量为粉尘螨滴剂 1 号、2 号、3 号，用于初始治疗阶段；维持剂量为粉尘螨滴剂 4 号、5 号，用于维持治疗阶段。用量及疗程具体如表 2 所示：

表 2　粉尘螨滴剂用法用量

粉尘螨滴剂 1 号		粉尘螨滴剂 2 号		粉尘螨滴剂 3 号	
第一周	用量	第二周	用量	第三周	用量
第一天	1 滴	第一天	1 滴	第一天	1 滴
第二天	2 滴	第二天	2 滴	第二天	2 滴
第三天	3 滴	第三天	3 滴	第三天	3 滴
第四天	4 滴	第四天	4 滴	第四天	4 滴
第五天	6 滴	第五天	6 滴	第五天	6 滴
第六天	8 滴	第六天	8 滴	第六天	8 滴
第七天	10 滴	第七天	10 滴	第七天	10 滴

维持量	
粉尘螨滴剂 4 号	粉尘螨滴剂 5 号
第四周起	第六周起，或遵医嘱特殊需要
每次 3 滴，每日一次	每次 2 滴，每日一次

43. 什么是轮状病毒肠炎，有什么药物可以治疗

轮状病毒感染性腹泻是儿科常见疾病，因为病毒外观形似车轮，因而得名。由于此病毒感染后的腹泻经常发生在 10~12 月份，故称为秋季腹泻病。轮状病毒肠炎在 6 月龄至两岁的儿童中最容易发生。感染后会出

现发热，排稀水样便，每天5~10次甚至10次以上，可出现呕吐，一般先出现呕吐，1~2天后出现腹泻。好多腹泻严重的儿童可伴有不同程度的脱水，也有40%~50%的患儿有呼吸道方面的表现。轮状病毒性肠炎，是自限性疾病（经过一段时间后可自行痊愈），一般7~10天可痊愈。治疗上一般主要对症支持治疗，除了使用口服补液盐防止脱水外，必要时需要静脉补液以纠正脱水，维持水电解质平衡。目前没有针对轮状病毒的特效药物，接种轮状病毒疫苗是预防轮状病毒性感染的理想方法，目前我国有进口的口服五价重配轮状病毒减毒活疫苗和国产的口服轮状病毒活疫苗可供选择。

44. 为什么儿童感染性腹泻不宜用止泻药

大部分病毒、细菌、寄生虫感染引起的腹泻是急性腹泻发生的最主要原因之一，需根据病原体进行治疗。腹泻是人体自我保护的一种体现，借此可排泄掉一部分毒素。原则上讲，止泻药只适用于非感染性腹泻，而感染性腹泻一般不用，尤其是在急性期、炎症及中毒症状（如高热）较明显、脓血便较多时，应视为止泻剂的绝对禁忌。如急性发作期呕吐、腹泻、脱水情况较严重，应立即静脉补液或口服补液盐，并注意酸碱平衡。到了恢复期，病情明显好转大便不带脓血仅是水分较多时，也可短时服用止泻剂。

45. 儿童腹泻时如何使用口服补液盐

腹泻治疗的首要原则是预防脱水和纠正脱水，应从腹泻一开始就及时使用低渗口服补液盐来预防脱水，不要等到已经脱水了再用，以免增加患儿的痛苦。这里所提到的低渗口服补液盐指的是口服补液盐Ⅲ，口服补液盐Ⅲ与传统的口服补液盐Ⅰ与口服补液盐Ⅱ相比具有渗透压小、钠盐浓度低的特点，可以降低高钠血症发生的风险，使用安全性相对较高。在使用时应严格使用 250 毫升温开水将整袋进行冲泡，这里需要特别注意的是应选用温开水而并非沸水，应整袋冲泡而并非只冲半袋或者 1/3 袋，只有合理的配制才能够形成最佳的渗透压并提高肠道对水的净吸收，起到有效治疗效果。如果宝宝出现严重脱水或者使用口服补液盐Ⅲ后失水无明显好转，应立即前往医院采取静脉补液的方式积极治疗，待脱水纠正后可继续使用进行维持治疗与预防。

46. 儿童腹泻时，为什么需要补充锌剂

腹泻时，由于肠吸收能力受损，持续的腹泻会影响微量元素的吸收。近年来的研究显示，腹泻常导致锌缺乏，补锌能有效缩短病程和降低发病率。锌对儿童肠结构与功能有重要作用，缺锌可导致肠绒毛萎缩，肠道双糖酶活性下降，补锌能加速肠黏膜再生，增加刷状缘酶水平。目前，补锌在婴幼儿腹泻的防治策略中已成为一个重要的环节。世界卫生组织已向全球推荐 5 岁以下急性或慢性腹泻患儿每天口服元素锌，持续 10~14 天。具体剂量为

6月龄以上每天补充元素锌20毫克，6月龄以下每天补充元素锌10毫克（元素锌20毫克相当于硫酸锌100毫克，葡萄糖酸锌140毫克）。

47. 什么是便秘，治疗儿童便秘的常用药有哪些

儿童便秘非常的常见，几乎所有的父母都有过这样的困扰。便秘是指的排便困难或极少排便持续2周以上。不同年龄段的儿童便秘特点有所不同，临床上最常见的是功能性便秘，占儿童便秘的90%以上，其形成原因主要有以下几个方面：遗传因素、饮食因素、生活习惯因素。治疗儿童便秘应首先强调基础治疗，包括纠正饮食习惯，多吃水果蔬菜、少吃零食、多喝水、养成特定时间排便的习惯。对于一般治疗无效的严重的便秘，可服乳果糖、聚乙二醇等促进肠蠕动的药物。微生态制剂可调整肠道微生态环境，保持微生态平衡，包括益生菌、合生元等。还可使用开塞露辅助排便，需要注意的是开塞露为助排药物，不可长时间应用，以免造成依赖。

48. 什么是益生菌，什么情况下需要补充益生菌

我们知道，健康的肠道菌群可以抑制病原菌的入侵，刺激免疫功能发育，合成营养物质等，这些能够对宿主健康产生有益作用、活的微生物便是益生菌。值得一提的是，婴儿是否从产道出生、是否母乳喂养、辅食的添加、饮食的

结构、环境的改变、抗菌药物的使用等，都与能否建立健康肠内菌群有关。因此，对于补充益生菌，我们要辩证地看。如果儿童肠道菌群不健康，通过补充益生菌，可能会有助肠道菌群重新实现平衡，从而恢复身体健康。但盲目补充益生菌，不仅不会有益处，而且部分学者也担心引发条件性感染、过敏反应、可能导致耐药基因的传播等问题，反而可能影响儿童健康。

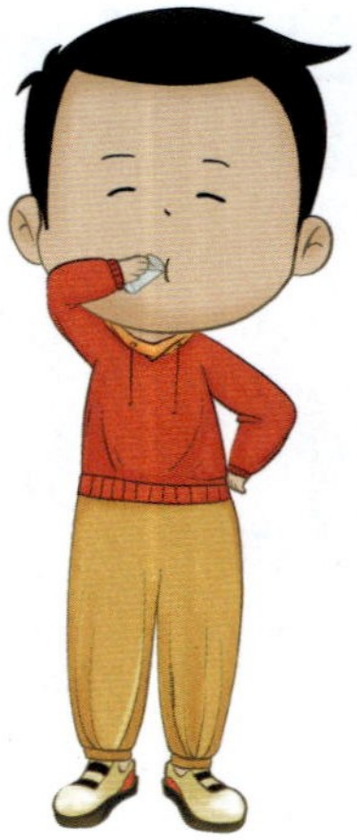

49. 为什么儿童腹泻和便秘时均可以使用益生菌

也许很多人都听说过益生菌，对于益生菌有什么功效，却是不明白。有人说益生菌可以治腹泻，也有人说益生菌可以治疗便秘。为什么益生菌治腹泻又治便秘，两者矛盾吗？便秘与腹泻是由肠道功能紊乱引起排泄的两个极端症状。前者是肠道内的废物排泄困难，粪便非常干燥和坚硬。后者是粪便的水分增加至 85% 及以上，呈泥状或水状，排泄不止。不管便秘还是腹泻，都会对我们的肠道菌群造成很大的影响，导致有益菌减少，有害菌增加，所以我们就需要补充一些益生菌来帮助肠道菌群恢复平衡，保持肠道健康。益生菌可以帮助改善和减轻便秘，是因为益生菌能与肠黏膜上皮细胞紧密结合，形成微生物保护层，抵御外来有害菌定植肠道，抑制有害菌生长。另外，益生菌在代谢过程中产生乳酸、醋酸及其他有机酸，降低肠道 pH，形成肠道酸性环境，促进肠道正常蠕动，缓解便秘。基于以上，益生菌可以帮助缓解肠道菌群失调和肠蠕动减慢引起的便秘。

50. 儿童腹泻，用药顺序有什么讲究吗

在细菌感染性腹泻时，医生通常会给宝宝开抗菌药物、蒙脱石和益生菌这三种常用药。抗菌药物能够抑制和杀灭细菌，用于细菌引起的胃肠炎；益生菌是活菌制剂，能够调理肠道菌群，抗生素对其同样有作用；蒙脱石散会对消化道内的病毒、病菌及其产生的毒素进行吸附，也吸附生菌。

如果三种药物同时服用会影响各自的疗效，因此需要合理的服药间隔。一般抗菌药物服用后至少间隔 1 小时服用吸附剂蒙脱石，而且注意空腹服用；蒙脱石散服用后至少间隔 1 小时服用益生菌制剂，及时补充体内菌群。这样，三种药物可以充分发挥各自的药理作用。有时候医生可能只使用其中两种药物，同样按照这样的间隔时间服用即可。

51. 儿童也会感染幽门螺杆菌吗

幽门螺杆菌是唯一能够在胃酸条件下生存的细菌，生存力非常强大，是一种定植于胃黏膜上皮细胞表面的微需氧的螺杆菌，它会引起慢性胃炎、消化不良、消化性溃疡、胃癌、胃淋巴瘤、不明原因血小板减少、冠心病等疾病。在中国，儿童是幽门螺杆菌易感人群，多数幽门螺杆菌感染者是在儿童期获得的，也就是说对于通过各种途径或方法检测出幽门螺杆菌感染的成年人，其中多数都是在儿童期就已经感染了幽门螺杆菌。

52. 儿童如何预防和治疗幽门螺杆菌感染

纠正不良饮食生活习惯是预防儿童幽门螺杆菌感染的关键，教育儿童从小养成良好的卫生习惯，纠正不良饮食生活习惯（如不共用牙刷或杯子，给婴幼儿喂奶或者喂食时，不要用自己的嘴试凉热，不要将咀嚼后的食物喂给儿童，提倡用公筷，家庭分餐等），采取严格的卫生措施，注意手的卫生（母乳喂养前和准备食物前应洗手）和保证饮用水安全、清洁，杜绝喝生水是预防儿童幽门螺杆菌感染的重要步骤，提倡母乳喂养是预防婴儿早期幽门螺杆菌感染的可靠措施。对于明确感染了幽门螺杆菌的儿童也并非都需要治疗，考虑到儿童肝肾功能发育不全，为避免药物对儿童肝肾损伤，对于感染了幽门螺杆菌，但无症状或症状轻微的儿童，并不主张为了预防成人期幽门螺杆菌相关并发症而进行根除治疗，除非明确诊断为消化性溃疡才需进行根治。

53. 新生儿一出生为什么要注射维生素 K_1

维生素 K_1 为脂溶性维生素。维生素 K 是肝脏合成凝血酶原不可缺少的物质，其作用是促使凝血酶原前体转变为凝血酶原。缺乏时会引起低凝血酶原血症，出现凝血障碍。为了预防新生儿出血，所有新生儿出生后应立即给予维生素 K_1 0.5~1 毫克肌内注射 1 次，早产儿需连用 3 天。

54. 如何选择不同的补铁制剂

铁是人体必需的微量元素，是组成血红蛋白的主要成分，在人体内起着输送氧气的作用。缺铁性贫血的患儿需要补充铁剂来治疗，目前市场上的补铁制剂种类繁多，按给药途径可分为口服铁剂和注射铁剂；按结合物可分为有机铁剂和无机铁剂；按铁离子价数可分为三价铁剂和二价铁剂。

补铁时首选口服铁剂，对口服反应大，出现厌食、胃出血，或有胃肠道疾病、吸收不良，或急需迅速纠正贫血症状时，可考虑应用注射用右旋糖酐铁。口服无机铁剂硫酸亚铁价格便宜，但胃肠道反应率高，见效较慢，目前临床使用较少；口服有机铁剂葡萄糖酸亚铁、富马酸亚铁、琥珀酸亚铁、乳酸亚铁吸收较好，胃肠道不良反应较少，目前已在临床广泛使用。人体对铁的吸收受许多因素影响，只有可溶性低分子二价铁（亚铁）的复合物才能被人体迅速吸收，二价铁剂优于三价铁剂。目前市场上的口服铁剂大部分均为二价铁剂。

55. 儿童补铁时应注意些什么

儿童服用铁剂常见的不良反应为胃肠道反应，如呕吐、恶心、腹痛、腹泻、上腹部不适等。因此服用铁剂时首先要选择适宜的服药时间，选择在饭后或在两餐之间服用，可以减少对胃肠道的刺激，减少胃肠道不良反应。此外，应注意选择适宜的剂量，从小剂量开始，如刚开始先使用常规剂量 1/2 或 1/3，等到胃肠道反应消失以后，再逐步增至全剂量。服用铁剂的时候，不可与牛奶、茶、咖啡、碳酸饮料一起服用。这是因为牛奶含有较高的磷，会影响铁的吸收。而茶和咖啡中含的鞣酸可大幅度减少铁的吸收。碳酸饮料则会中和胃酸降低胃内 pH,不利于铁的吸收。

56. 儿童需要长期补钙吗

钙是构成人体骨骼和牙齿的主要成分,是人体中最多的矿物质。钙在维持人体循环、呼吸、神经、内分泌、肌肉、骨骼、泌尿、免疫等各系统正常生理功能中起重要调节作用。人体中 99% 的钙质存在于骨骼、牙齿中,支持人体的运动和咀嚼能力,另外 1% 以游离或结合状态存在于软组织、细胞间隙和血液中。一般情况下,如果儿童不缺钙是不需要补钙的,如对于 4 月龄以内的婴儿,每天母乳所产生的钙就完全可以满足其生理需要。但是如果儿童血钙低,可能会表现出烦躁不安、易发怒、惊厥、夜哭等,应该及时就医,是否需要补钙或长期补钙应在医生的指导下进行。维生素 D 是一种内源性的

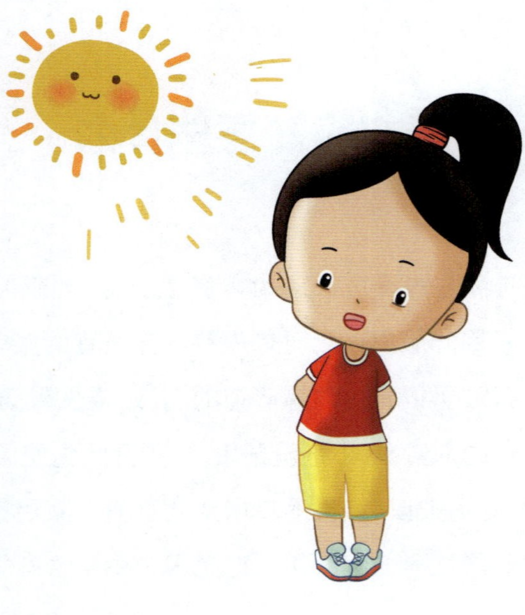

脂溶性维生素，可以促进钙的吸收。大多表现为缺钙的儿童其实主要是维生素 D 缺乏，可通过适当补充维生素 D 及多晒太阳以增加食物中钙的吸收。

我国 2008 年版的《维生素 D 缺乏性佝偻病防治建议》中建议 2 周至 2 岁婴幼儿维生素 D 补充量为 400 单位/天；并强调该量包括食物、日光照射、维生素 D 制剂、维生素 D 强化食品中的维生素 D 量。但有研究表明伴随年龄增加我国儿童、青少年缺乏维生素 D 可能性增加。专家强调，夏、秋季节婴幼儿、儿童和青少年的阳光照射，可以增加维生素 D 储备量。

57. 如何选择不同类型的钙剂

目前市场上钙剂的品种繁多，大致可分为无机钙、有机钙和天然生物钙、氨基酸螯合钙等。无机钙主要有碳酸钙、碳酸氢钙、磷酸氢钙、氧化钙和氯化钙等；有机钙有醋酸钙、枸橼酸钙、柠檬酸钙、乳酸钙、葡萄糖酸钙等；天然生物钙是将天然贝壳经高温煅烧制成，除含钙外还含有人体所需的磷、锌、锶、锰等微量元素；氨基酸螯合钙是钙与氨基酸的螯合物，服用后进入血液会逐渐释放出钙，在体内形成一个缓慢释放的“流动钙库”，减少钙离子暂时增多所致的高钙血症。

不同年龄的儿童可以选择不同的钙制剂，年龄小的儿童由于不会咀嚼，最好选用液体补钙制剂，较大的儿童可以选择服用咀嚼钙。无论哪种钙剂进入人体都必须解离为有活性的离子钙，才能被人体吸收并利用。因此，在选择补钙剂时，首先应考虑它的解离度(溶解度)。有机钙溶解度较高，对胃肠的刺激性较小，无机钙溶解度较低，对胃肠的刺激性较大。不同钙剂的钙量各不相同，而儿童在不同时期需要的钙量也各不相同，应该根据儿童实际需要量选择适宜剂量的钙剂。

58. 儿童补钙时要与鱼肝油同服吗

鱼肝油是一种常用的幼儿辅食，主要含有维生素 A 和维生素 D。维生素 D 是一种内源性的脂溶性维生素，可以促进钙的吸收。正常情况下，人体通过日照，在紫外线的作用下，可以在体内合成维生素 D。其实很多儿童缺钙并不是真的缺钙，而是因为日照不足而缺乏维生素 D，大部分钙的吸收需要在维生素 D 的协助下才能吸收，因此儿童补钙时应该同时服用鱼肝油。但是鱼肝油的摄入也不是越多越好，用量过大会导致维生素 D 和维生素 A 中毒。鱼肝油的补充应该在医生的指导下给予合适的剂量。

59. 儿童补钙需要注意些什么

随着生活水平的提高，越来越多的家长担心自己的孩子会缺钙。中国营养学会建议儿童每日钙摄入量如下：0~6 月龄需 400 毫克/天，6 月龄~2 岁需 600 毫克/天，3~9 岁需 800 毫克/天，10~12 岁需 1 000 毫克/天，13~15 岁需 1 200 毫克/天，16 岁至成年需 800 毫克/天。儿童补钙首先强调食补，提倡母乳喂养，按时添加辅食，不偏食。日常饮食要注意补充含钙多的食品，如：牛奶、豆制品、蛋黄、虾皮、鸡肉、肝、花生等。因草酸影响钙吸收，儿童应避免食用含草酸丰富的食物（如菠菜、茶、巧克力等）。其次，儿童补钙不能忽视吸收，在补钙的同时应该服用维生素 D，同时应该让儿童经常到户外活动，晒晒太阳，阳光可促使皮肤合成维生素 D，从而促进钙的吸收。此外，家长不能听信广告，盲目补钙。补钙不是越多越好，缺钙才需要补钙。总之，每个儿童的体质不同，家长应在医生的指导下合理给自己的孩子补钙。

60. 为什么睡前补钙最好

最佳补钙时间是临睡前，这是因为一天中骨骼对钙的吸收力度最大的时间是在夜间。血液中钙的浓度在后半夜和早晨最低，临睡前补充钙，能为夜间的钙代谢提供充足的原料，增加血液中钙的浓度。此外，当夜晚血钙偏低时，甲状旁腺激素的分泌就会增加，促进骨钙的快速分解，以此来补充血钙的不足。临睡前补钙，可以增加血液中钙含量，有效缓解夜间血钙偏低的问题，从而有助于阻断甲状旁腺素“擅自”动用骨钙，以致骨钙流失，起到较好的补钙效果。

61. 儿童需要经常补充多种维生素吗

维生素是维持机体生命活力不可缺少的营养物质，主要功能是参与、调节能量代谢和物质代谢。儿童正处在生长发育阶段，摄入足够的维生素才能维持儿童正常的生长发育。机体缺少任何一种维生素，都会发生组织和器官的功能紊乱甚至发生疾病。比如维生素 A 可以维持正常的视觉、皮肤代谢和调节免疫等，维生素 A 缺少者除视觉发生问题（夜盲症）外，呼吸道感染和腹泻的发病率明显增加。B 族维生素参与维持体内代谢和造血功能，如果缺少 B 族维生素会发生食欲差、皮炎、口腔炎、疲劳、贫血、神经炎、心脏病等。缺少维生素 C 容易出血及反复呼吸道感染。维生素 D 主要是帮助机体吸收钙和调节免疫，缺少维生素 D 直接影响钙的吸收，引起佝偻病和免疫力低下。维生素 E 帮助机体代谢，清除代谢中产生的自由基（对身体有害的物质）和促进红细胞的生成，缺乏时可出现贫血、水肿、神经炎及皮疹等。大多数儿童可以通过正常均衡的饮食得到生长发育所需要的各种维生素。但是如果你的孩子有挑食、偏食的不良习惯，最好由医生来决定其是否需要补充维生素，补充哪个种类的维生素。

62. 缺乏维生素会引起抽搐吗

缺乏不同的维生素会导致各种不同的疾病，而与神经系统密切相关的维生素主要是 B 族维生素里的维生素 B_1、维生素 B_6 和维生素 B_{12}。维生素 B_1 缺乏会导致葡萄糖代谢障碍，而神经系统是机体中代谢最旺盛，也是能量消耗最多的组织之一，当葡萄糖代谢障碍时其最先受损。维生素 B_{12} 缺乏造成弥漫性和进行性神经脱髓鞘作用，破坏神经细胞的正常形态和功能，诱发各种神经系统疾病。而维生素 B_6 则在一种代谢病中扮演重要角色。

维生素 B_6 依赖性癫痫是一种常染色体隐性遗传的代谢缺陷病，几乎只发生在 3 月龄以内的新生婴儿中。除了癫痫发作，这些患儿还具有过度易怒、胆小和精神运动发育不良等表现。这类癫痫患儿对常规抗癫痫药不敏感，一般静脉应用维生素 B_6 后抽搐可立即停止，需终身服用药理剂量的维生素 B_6。

当然，这些维生素也不是越多越好：过量服用维生素 B_1，会引起神经过敏、抽搐、头痛、震颤、神经肌肉麻痹等；服用维生素 B_6 过量，可引起脂溢性皮炎、抽搐等；孕妇服用过量的维生素 B_6 可致新生儿维生素 B_6 依赖综合征，表现为易激惹、癫痫样痉挛等；服用维生素 B_{12} 过量，会出现哮喘、荨麻疹等病态反应，还会发生神经兴奋、胸痛和心悸等，同时诱发肿瘤生长和加速其转移。

63. 儿童性早熟有药可用吗

性早熟是指女孩在 8 周岁以前，男孩在 9 岁以前出现第二性征。性早熟分为中枢性性早熟、外周性性早熟和部分性性早熟。中枢性性早熟是指下丘脑-垂体-性腺轴提前启动了。并非所有的提前发育都叫中枢性性早熟，仅仅出现乳房发育或是阴毛生长而没有其他表现的不能称作中枢性性早熟，但需要定期检查随访，以防发展为中枢性性早熟。

对于非其他疾病引起的儿童性早熟，治疗目的是抑制性发育进程，延缓骨骼过快成熟和改善最终成人身高，避免心理行为问题。目前国内外普遍采用促性腺激素释放激素类似物治疗性早熟，并取得较好临床效果。促性腺激素释放激素类似物在治疗过程中会偶尔出现皮疹、潮红、头痛，但通常短暂轻微，不影响治疗。10%~15% 的患儿可出现局部反应，过敏反应罕见，长期治疗安全性良好。

总之，儿童性早熟的治疗首先为病因治疗，同时应明确并非所有中枢性性早熟患儿均需要促性腺激素释放激素类似物治疗。促性腺激素释放激素类似物治疗应严格掌握指征，采用个体化治疗方案，并在治疗过程中密切关注性发育进程、生长情况及安全性监测，确保用药的有效性与安全性。

64. 儿童个子太矮了有“长高药”吗

矮身材是指在相似生活环境下，同种族、同性别和同年龄的个体身高低于正常人群平均身高 2 个标准差者或低于第 3 百分位数者。导致儿童矮小的原因有很多，如家族性矮小、内分泌系统异常、中枢神经系统疾病、慢性消耗性疾病、染色体异常、宫内发育不良、骨病等。因此，发现儿童明显矮于同龄人时，应该及时到医院就医。

目前临床上用生长激素治疗矮小症，目标是让患儿能够赶上正常儿童的生长，保持正常生长速率，赢得青春期快速增高时机，最终达到成人正常身高。长期的临床实践证明，生长激素是安全有效的治疗药物，但并非所有矮小的儿童都能依靠生长激素治疗，矮身材儿童的治疗措施取决于其病因。生长激素治疗对生长激素缺乏的儿童是有特效的，但对如家族性矮小、体质性生长发育延迟、先天遗传性疾病或各种生长障碍综合征等病因所致的矮小症，用生长激素治疗，仍未见效果肯定的报道。所以，矮小儿童不能盲目使用生长激素治疗，要先到正规医院就诊明确其矮小原因，然后再对症治疗。

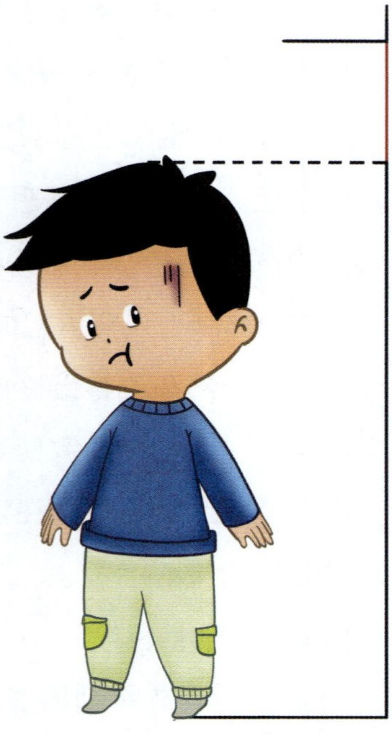

65. 应用生长激素治疗有什么需要注意的

目前国内可供选择的生长激素有两种剂型：粉剂和水剂。水剂还分为长效制剂和短效制剂。除水剂的长效制剂是一周注射一次外，其他剂型均需每天睡前皮下注射。常用的注射部位有大腿中部 1/2 的外、前侧面以及脐周。为避免短期内重复而引起皮下组织变性，每次注射应更换注射点。生长激素治疗矮身材的疗程视需要而定，通常不宜短于 1~2 年，过短时，患儿的获益对其终身高的作用不大。

生长激素常见的副作用为：①甲状腺功能减退：在开始注射 2~3 个月后发生，可按需给予左甲状腺素片纠正。②糖代谢改变：长期、较大量使用生长激素可能使患儿发生胰岛素抵抗，空腹血糖和胰岛素水平上升，但很少超过正常高限，停用生长激素数月后即可恢复，在疗程中应注意监测，对有糖尿病家族史者和肥胖患儿尤须注意。③特发性良性颅内压升高：生长激素可引起钠、水潴留，个别患者会出现特发性颅内压升高、外周水肿和血压升高，多发生于慢性肾衰竭、特纳综合征和生长激素缺乏症所致生长障碍患儿，可暂停生长激素治疗，并加用小剂量脱水剂（如氢氯噻嗪）降低颅内压。④抗体产生：由于制剂纯度的不断提高，目前抗体产生率已减少，水溶液制剂更少。⑤股骨头滑脱、坏死：因为骨骺在治疗后生长加速、肌力增强，运动增多时易引起股骨头滑脱、无菌性坏死，致跛行，亦可出现膝关节、髋关节疼痛，呈外旋性病理状态，可暂时停用生长激素并补充维生素 D 和钙剂治疗。⑥注射局部红、肿或皮疹：通常在数日内消失，可继续使用，目前已甚少见。

66. 抽动症要服药吗

抽动症也叫抽动障碍，多在儿童时期发病，5~10 岁最常见，10~12 岁最严重，而且男孩明显多过女孩。发病的儿童很多表现为脸部、脖子、肩部、躯干和四肢肌肉不自主、突发、快速地收缩运动；也会出现口鼻、咽喉及呼吸肌群的收缩，表现为鼻子、口腔和咽喉的发声。约有一半的儿童会共患其他行为障碍，如注意缺陷多动障碍、学习困难、强迫障碍、睡眠障碍、情绪障碍、自伤行为、暴怒发作等。抽动症的治疗首先要确定患儿日常生活、学习和社交活动中对其影响最大的症状是什么，针对该症状进行治疗。对于轻度抽动症患儿，主要是心理疏导，密切观察；中重度抽动症患儿的治疗则需要药物治疗和心理行为治疗并重。而有些患儿是多动、冲动、强迫观念等共患病症状时，需要精神科医师共同参与制定治疗方案。

对于影响到日常生活、学习或社交活动的中重度抽动症患儿，单纯心理行为治疗效果不佳时，需要加用药物治疗。药物治疗都有一定的疗程，适宜的剂量，一旦选择药物治疗，就不宜过早换药或停药。儿科临床医师常用治疗抽动症的 5 种药物为硫必利、舒必利、阿立哌唑、可乐定、氟哌啶醇，从最低起始剂量开始吃，逐渐缓慢加量至治疗剂量。病情基本控制后，需 1~3 个月的强化治疗和 6~12 个月的维持治疗，以巩固疗效和减少复发。经过维持治疗阶段后，若病情完全控制，可考虑逐渐减停药物。用药总疗程为 1~2 年。

67. 儿童有多动症怎么办

注意缺陷多动障碍，也就是大家常说的多动症，其核心表现就是注意力不集中、多动、冲动，但必须区别于学龄期儿童的活泼好动。正常活泼儿童活动量较大，但能够根据环境的要求来调整自己的行为，像在教室里或陌生人多的场合都会表现规矩；而多动症儿童多动不分场合，而且行为常具有冲动性、破坏性、行为不计后果。多动症多于 6 岁以前发病，学龄期症状明显，随年龄增长逐步好转，部分可延续到成年期，这也引起患儿家长、老师乃至全社会关注。多动症作为一种心理行为疾病，其诊断过程需要患儿、照顾人与医师的共同参与。

多动症的治疗主要包括药物治疗、行为治疗以及药物-行为联合治疗三种。推荐哌甲酯与托莫西汀作为治疗一线用药，其他推荐药物还有可乐定、安非他酮等。

对于多动症，家长与老师均需统一认识：第一，多动症是一种慢性病，不应歧视打骂以免加重患儿精神创伤；第二，多动症患儿的药物治疗并不能代替行为治疗，父母需熟悉并正视药物的副作用（托莫西汀易导致患者产生攻击性、易激惹性、嗜睡和呕吐）；第三，要取得良好疗效必须患儿、家长、医师、教师共同配合，明确一个恰当的个体化治疗目标。

68. 高热惊厥需要用药治疗吗

高热惊厥的发生是因为幼儿在成长的过程中，脑神经的功能仍不是很稳定，会随着体温的急剧升高而引发抽搐的现象，好发于 6 月龄 ~5 岁的幼儿。通常发作时间很短，有一半发作时间在 5~15 分钟以内，甚至可能不到 1 分钟就自行停止。引起热性痉挛发热的疾病，最多为上呼吸道感染（含扁桃体炎），其次为气管炎、肺炎、中耳炎，其他还有轮状病毒肠炎、尿路感染等。所以儿科医师不但要治疗抽搐，也要找出引起儿童发热的原因，并给予适当的治疗。

遇到幼儿发热，如高于 38.5℃要首先采取退热处理，避免因高热引起抽搐。常见退热药使用后约 30 分钟开始发挥药效，故每 30~60 分钟测量体温，直到体温恢复正常（36~37.5℃）。除药物外，可给予冰枕（寒战除外）、温水拭浴或减少衣物被盖、多喝温开水等方式，以使体温下降。

如幼儿已经出现高热惊厥，家长应保持冷静，观察儿童抽搐形态及持续时间，并将头侧向一边以维持呼吸道通畅。发作时患儿嘴巴与牙齿通常会咬得很紧（牙关紧闭），一般不会造成舌头损伤，故请勿用力扳开嘴巴或置入物品，避免造成其他伤害。如惊厥发作时间大于 5 分钟需及时就医，尽快使用药物止惊，减少持续发作带给儿童的伤害。

69. 抗癫痫药会影响儿童智商吗

癫痫发作是由于大脑中的一组神经元异常、重复、同步放电所产生的临床表现，儿童一旦明确癫痫的诊断，如不使用抗癫痫药物抑制神经元的异常放电，必然会导致神经的受损。作为不可再生的细胞，神经细胞一旦受损多难以恢复，受损神经所处大脑不同功能区，会导致不同的神经缺损症状，也有可能影响认知。

俗话说“是药三分毒”，药物作为治疗多数疾病的主要手段，在改善和治愈的同时也会带来一些医师和患者不希望看到的其他反应。抗癫痫药物在减少癫痫发作保护神经细胞的同时，也存在不同的不良反应。例如丙戊酸钠常见不良反应有震颤、消化道反应、肝功能受损、困倦等；左乙拉西坦会有嗜睡、激惹、头痛、头晕、类流感综合征及精神障碍等。而抗癫痫药物里可能影响患者认知功能的主要是托吡酯与苯巴比妥。托吡酯在儿童患者推荐剂量内有注意力障碍、语言表达障碍等影响认知的表现，苯巴比妥剂量相关不良反应包括疲劳、嗜睡、抑郁、注意涣散、激惹（多见于儿童）及记忆力下降等。

当然，家长不必因药物的不良反应而忌惮使用，医师会根据儿童癫痫患者不同生长发育阶段的生理特点，结合癫痫综合征的选药原则，考虑药物对患儿认知功能的影响，权衡利弊，调整治疗方案，并在有效药物浓度监测下根据临床疗效调整剂量，注意有无药物相关不良反应发生。

70. 为什么服用抗癫痫药物需要定期来医院抽血

抗癫痫药物是控制癫痫发作的主要治疗手段，但服药后不同的儿童对于药物的反应个体差异非常大。儿童服用抗癫痫药物要从小剂量开始缓慢加量，在此期间可能会出现白细胞、血小板减少，通常没有相关临床症状；在治疗的前 6 个月，通常在第 2~12 周之间以及多种抗癫痫药物联合治疗期间可能发生肝脏损伤，表现为肝酶水平的升高，其中转氨酶水平的轻微升高，尤其在治疗开始阶段，通常是一过性和中度的，无临床意义，但仍需要定期至医院对肝脏功能进行监测，以保证治疗的安全性。

同时，抗癫痫药物治疗期间如存在疗效不理想、怀疑药物中毒、多种药物联用存在相互作用、足量用药仍有惊厥持续发作、医师要改变药物剂型、调整药物用量等情况时，需要患儿定期来医院抽血以监测抗癫痫药物在患儿血液中的药物浓度，帮助医生判断是否要对药物用量进行增减。

71. 儿童到医院做检查为什么要灌肠

CT 与 MRI 检查是常见的影像学检查项目，拍摄时检查者需保持较长时间静止不动的状态以防止成像模糊。对于健康成年人不是大问题，而对于年龄稍小的幼儿，在陌生的环境、嘈杂的机器噪声下，要长时间保持一个姿势是很难做到的。因此，在进行这两项检查前，常需给予儿童适量的镇静药，多选择起效快，镇静效果好的 10% 水合氯醛溶液。该药对胃黏膜有一定的刺激性，易引起恶心、呕吐，为减小患儿不适，临床常采用直肠给药方式，减少胃肠道副作用。检查前通过灌肠的给药方式，药物通过肠系膜吸收进入循环，帮助幼儿进入睡眠，顺利完成检查。

72. 灌肠给药的利弊分别是什么

灌肠给药即直肠给药，是药物通过直肠黏膜吸收进入体循环的给药方式。直肠壁有黏膜和动脉、静脉、淋巴丛，具有一定的吸收功能。直肠给药，药物混合于直肠分泌液中，可以通过肠黏膜被吸收。因为不经过胃和小肠，避免了酸、碱消化酶对药物的影响和破坏作用，亦减轻药物对胃肠道的刺激。因此，对于一些不易接受注射和口服给药的患儿，直肠给药确实是一种较好的给药方法。

然而，直肠感觉神经特别丰富，这些神经感受器对热、冷、触痛等刺激非常敏感，稍有刺激即有便意。直肠给药如为液体，注射器导管进入深度儿童一般 4~12 厘米之间，成人一般 10~15 厘米之间，正好在感受敏感区，药液进入直肠，均会产生一定刺激性，引起排便感觉，药物很难存留。另外，一次直肠给药的液体量，儿童为 4~8 毫升，成人为 10~15 毫升。如何能保持药液足量停留在直肠以利于吸收，尤其是儿童更难控制。因此，直肠滴入给药除局部用药外，其药用效果远远不及一些直肠常用的栓剂、膜剂、凝胶剂。这些药剂是固体或半固体，可以在直肠内停留，缓慢释放药物，利于药物的吸收而发挥药效。

综上所述，直肠给药多用于局部作用如消痔、肛裂愈合、导泻、润滑、杀虫、抗炎、消肿等；全身作用如退热、镇痛、抗炎等。直肠固体给药应用正规栓剂、凝胶剂、膜剂，直肠滴入给药应控制液体量，保证液体在直肠停留时间利于吸收。

73. 儿童适宜的给药方法有哪些

儿童常用的给药途径有口服给药、注射给药、经皮肤黏膜给药、吸入或雾化治疗等。医生和家长应该根据儿童的实际情况，选择不同的给药方法。急症、重症患儿多采取静脉滴注；轻症多口服给药。新生儿一般不采用口服给药，不能口服的患儿可以采用鼻饲。对于哮喘或不会咳痰的婴幼儿，可以采用吸入或雾化治疗。用药方法的原则是：能口服不肌内注射、能肌内注射不输液。药物剂型方面，尽量选择有儿童剂型的药物，选择儿童易于接受的颗粒剂、糖浆剂、滴剂、口服液等，减少喂药困难。

74. 如何正确给儿童喂药

正确给儿童喂药有以下注意事项：①仔细阅读药品说明书，检查药品是否在保质期内，药品是否有破损变质等情况。②确认药物的用法用量和给药途径。③选择正确的喂药工具：新生儿至 1 岁以下的幼儿用汤匙，不会吞咽的婴幼儿用滴管；已经学会吞咽的 1 岁以上幼儿用药杯。

给儿童喂药的正确姿势：体位是半卧位，这个体位可以促进舒适，防止呛咳。如果患儿抗拒药物，这种体位也有利于家长适当地控制患儿的挣扎。将喂药器伸到脸颊内侧，少量缓慢给药，在两次给药之间给予患儿充分的时间吞咽，可以防止儿童呛咳。

错误的喂药方法主要有：①捏着鼻子使患儿张嘴然后喂药。捏住患儿的鼻子，患儿只能用口呼吸，喂药的时候容易将药吸入气管，导致呛咳，严重时可能会引起窒息。②用果汁牛奶送药。果汁和牛奶可能会与药物产生酸碱反应，影响药效，甚至可能产生结晶，对患儿造成伤害。

75. 儿童误服药品怎么办

儿童误服药品的情况时有发生，一旦发现儿童误服药品，家长一定不能慌，也不要责骂儿童。先明确儿童到底误服的是什么药物，可以让儿童张开嘴巴，如果药物还在嘴里，立即取出药物；如果家长有一定的急救技能可以帮助儿童催吐，用筷子或调羹压住儿童的舌根部位使其呕吐，催吐一般能使部分甚至大部分的药物排出。观察儿童的情况，儿童如果基本没有不适的症状且误服的药量不大，误服的药品是一些维生素、清热解毒的中成药等安全范围相对较大的药物，可以继续密切观察，让儿童多喝水加速排泄。但如果儿童误服药物后不能确认其是否安全或者儿童已经出现恶心、呕吐、昏迷等比较严重的症状，请家长立刻带上可能误服的药品尽快就医。

76. 儿童服药后吐了怎么办

儿童服药后出现呕吐，是否需要补服药物应按照呕吐时间来区别处理：①如果是服药后立即呕吐，且肉眼可见的全部吐出来，比如完整的胶囊或药片，可以等儿童恶心、呕吐的症状缓解后补服原剂量。②如果是服药后2小时以上发生的呕吐，且无法确认吐出来多少，那么考虑到胃排空的时间，一般不建议再补药。③对于介于这二者之间的情况，还需要综合考虑儿童的胃肠道排空时间、药物在体内的吸收速度、作用持续时间、长期服药情况及药物治疗窗。遇到这种比较复杂的情况，建议家长咨询一下药师。

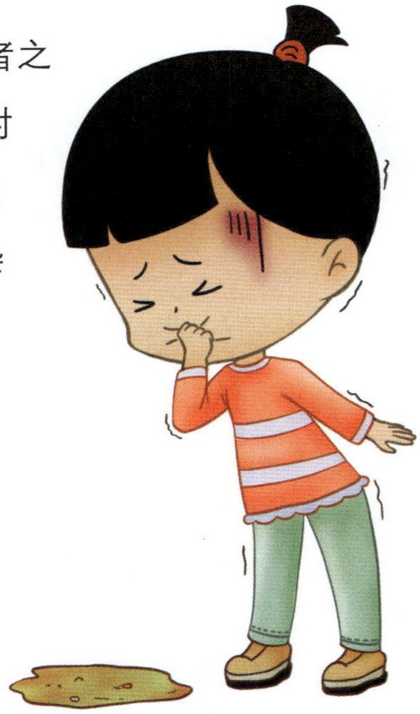

77. 药物太苦，可以加糖一起服用吗

说明书没有指定用何种液体冲服药物时，首先推荐使用温白开水（40~50℃）送服或将药物溶解后服下。对于西药来说，如果说明书中已明确标明蔗糖作为辅料的制剂，适度加糖是可以的。对于中药来说，因“药味”皆有辛、甘、酸、苦、咸之不同，“药性”也有寒、热、温、凉之差异。而糖，特别是红糖本身就是一味中药，红糖性温，可以祛寒；白糖性凉，可以祛火。如要加糖，凉性药物应适当加一些白糖，热性的药物加适量的红糖。如果患者喝的是补中益气、健脾、补益类中药，如人参健脾汤、八珍汤等，大部分是可以加红糖一起喝的。因为红糖本身并不影响中药的补益作用，而且还有补血活血的功效，一般不会影响药物的疗效。若是以清热、祛邪、解毒为主要功能的药物，如治疗外感、痢疾、清热解毒的中药，是不建议加糖服用的。因为加糖会使药的药性减弱，甚至会产生相反的效果。

78. 药物可以与牛奶、果汁同服吗

药物与牛奶、果汁可否同服，应区别对待。有些药物与牛奶、果汁一起可起到增加疗效作用，如微生态制剂，除增加口感外，还可降低胃酸对益生菌的破坏作用。但大部分药物与牛奶和果汁同服，会影响药物的疗效，还有可能引起不良反应。这是因为牛奶中的蛋白质、氨基酸、钙、铁、磷、维生素等物质可能与药物发生化学反应；而果汁中的果酸和维生素C等物质可改变药物溶媒的酸碱性。因此除了说明书明确可与牛奶、果汁或食物同服的药物，一般不建议药物与牛奶、果汁同服。

79. 为什么有些药不能掰开或咬碎了服用

由于缺乏儿童专用剂型，儿童服用一些药品不得不掰开服用。但并不是所有药物都能够掰开或咬碎了服用的，这是因为有些药片具有起到保护或者限制药物释放作用的特殊结构。这个结构会因为药片被掰开或嚼碎而遭到破坏，起不到它原本的作用，还可能增加不良反应。

不能掰开或咬碎服用的药物有肠溶片、缓释片或控释片等。缓释片和控释片为了使药物缓慢平稳地释放，这两种片剂都采用了特殊的药片结构，药片外包裹有能限制药物缓慢释放的包衣膜。如果强行掰开，就会破坏这层膜，使含药的片芯直接暴露在外，药物就会很快地全部释放出来。这样一来，短时间进入体内的药量就会大大超过预计，使药品的安全性不能保证，而且药物也不能再维持长时间有效。肠溶片外面包有一层特殊的肠溶包衣

膜，这种包衣膜遇到胃酸不会被破坏，进入小肠后遇到呈碱性的肠液才被破坏，随后释放药物。药物做成肠溶片的目的有两个：保护药物不被胃酸分解和保护胃黏膜不受药物刺激。因此，如果把肠溶片掰开，保护屏障就会被破坏，上述目的就达不到了，结果造成药效下降或胃部不适甚至溃疡。如阿司匹林肠溶片，由于阿司匹林刺激性强，在胃内溶解后会损害胃黏膜。

80. 泡腾片可以直接吞服吗

泡腾片即含有泡腾崩解剂的片剂，指含有碳酸氢钠和有机酸，遇水可产生气体而呈泡腾状的片剂。泡腾片加水产生气泡后能溶解，使片剂迅速崩解。药片进入体内主要有两个过程，一个是崩解，另一个是溶出，崩解就是说让药片碎裂开，溶出就是让已经碎裂的药粒中的药物成分出来发挥作用，泡腾片的好处就是减少了崩解时间，让药物溶出更容易，从而药物吸收就越快，效果就越好。

但泡腾片是绝对不能直接吞服的。泡腾片如果吞服，会因为在胃肠道内产生大量的气体，引起腹痛、腹胀等不适症状，严重的有可能导致窒息。因此应用泡腾片时必须将药物放入水杯中完全崩解后饮用，不可直接服用。

81. 如何给儿童正确使用退热栓

栓剂指药物与适宜基质制成的具有一定形状的供人体腔道内给药的固体制剂。栓剂在常温下为固体，塞入腔道后，在体温下能迅速软化熔融或溶解于分泌液，逐渐释放药物而产生局部或全身作用。根据栓剂的作用不同，可分为直肠用、阴道用、尿道用栓剂等，其中儿童最常用的是直肠用退热栓。

家长给儿童用退热栓时，首选要清洁双手。让儿童侧卧，小腿伸直，大腿向内屈曲，将药塞入肛门，深度在 2 厘米左右。药物塞入后将双腿合拢，维持侧卧姿势约十五分钟，以防栓剂滑出。

使用退热栓后不可再服用对乙酰氨基酚、布洛芬的口服制剂，或含有其中一种成分的复方感冒药同时使用。如果同时使用，可能会造成药物剂量过量的风险，给儿童带来药物中毒的风险。

82. 怎样正确使用分散片

分散片系指在水中可迅速崩解均匀分散的片剂。相对于普通片剂、胶囊剂等固体制剂，分散片具有服用方便、崩解迅速、吸收快和生物利用度高等特点，是特别适合儿童服用的一种剂型。分散片的使用方法特别简单，家长只需将药片放入温水中即可，分散片可迅速溶解分散在水中形成均匀的混悬液，儿童可以直接服用。

83. 怎样正确给儿童使用眼膏剂

眼膏剂指药物与适宜基质制成的专供眼用的灭菌软膏剂，与滴眼剂相比，具有疗效持久、能减轻眼睑对眼球的摩擦等特点。给儿童使用眼膏剂时，首先清洁双手，让儿童头部后仰，眼往上望。家长用食指轻轻将儿童下眼睑拉开成一袋状，挤压眼膏剂尾部，使眼膏成线状溢出，将约 1 厘米长的眼膏挤进下眼袋内。最后轻轻按摩 2~3 分钟以增加疗效。眼膏剂比较黏稠，一般在儿童睡前使用。

84. 怎样正确给儿童使用滴眼剂

滴眼剂是指药物与辅料制成的、供滴眼用的澄明溶液或混悬液等无菌液体制剂，用以防治或诊断眼部疾病。给儿童使用滴眼剂时，首先清洁双手让儿童头部后仰，眼往上望。家长用食指轻轻将儿童下眼睑拉开成一袋状，将药液从眼角侧滴入眼袋内，一次 1~2 滴。滴药时应距眼睑 2~3 厘米，勿使滴管口触及眼睑和睫毛，避免污染。滴完后让儿童轻轻闭眼 1~2 分钟，家长用手指轻轻按压眼内眦，以防药液经鼻泪管流入口腔。

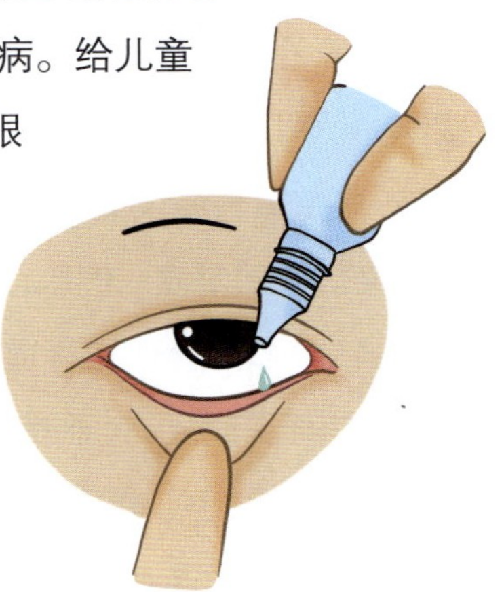

85. 怎样正确给儿童使用滴鼻剂

滴鼻液指药材提取物或药物用适宜的溶剂制成的供滴入鼻腔用的液体制剂。滴鼻液多用于急慢性鼻炎、鼻旁窦炎。滴药前把鼻涕尽量弄干净，如果鼻腔有干痂，可用温盐水清洗，待干痂变软取出后再滴药。

给儿童滴药时，仰卧于床上，肩上垫一个软枕，头尽量后仰，使鼻腔低于口咽部；也可将头悬垂于床缘外或取坐位，头尽量后仰，鼻孔朝上，然后滴药。滴药时可将药液顺着鼻孔一侧慢慢流下，让鼻腔侧壁起缓冲作用，以免药液直接流入咽部而苦味难忍。滴药后轻按两侧鼻翼两三下，使药液布满鼻腔。滴药后应保持原体位 3~5 分钟，让药液充分被吸收。

86. 如何正确使用氧氟沙星滴耳液

氧氟沙星滴耳液主要用于缓解敏感菌引起的中耳炎、外耳道炎、鼓膜炎的症状。使用前需洗净双手，打开并确认药品是氧氟沙星滴耳液，然后先焐热滴耳液，避免因药温过低而引起不适，再逆时针拧开瓶盖，将瓶盖倒置于桌面防止污染。头部侧倾或侧躺，儿童患者要向后下方轻拉耳垂，保持耳道垂直通畅，滴嘴垂直于耳道上方，不要碰到耳朵以免污染。滴入 2~3 滴药液后，轻轻按压耳屏，帮助滴耳液尽快到达耳内患处，保持原姿势 10 分钟。为避免细菌耐药，氧氟沙星滴耳液的用药疗程以 4 周为限。药品应遮光密闭保存，开启后一般可以存放 1 个月。

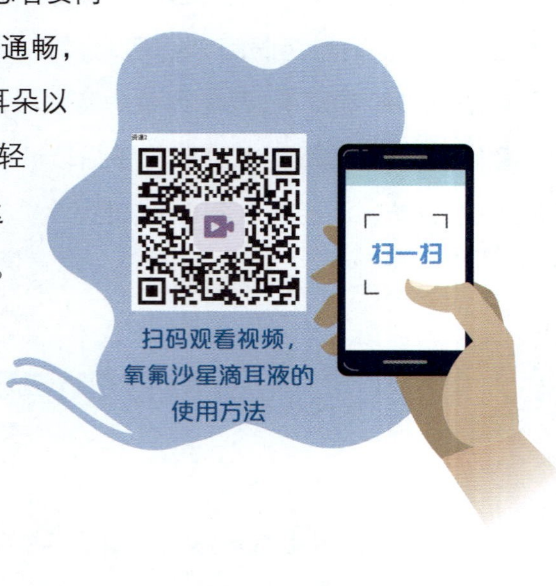
扫一扫
扫码观看视频，
氧氟沙星滴耳液的
使用方法

87. 如何正确使用高锰酸钾外用片

高锰酸钾外用片，适应证为急性皮炎或急性湿疹，特别是伴继发感染的湿敷，清洗小面积溃疡。用于急性皮炎和急性湿疹时，临用前配制成1∶4 000溶液（0.1克/片，取1片加水400毫升），用消毒药棉或纱布润湿后敷于患处，渗出液多时，可直接将患处浸入溶液中药浴。用于清洗小面积溃疡时，临用前配制成1∶1 000溶液（0.1克/片，取1片加水100毫升），用消毒药棉或棉签蘸取后清洗。

高锰酸钾外用片仅供外用，切忌口服，外用时必须稀释使用，控制好浓度，浓度过高可损伤皮肤和黏膜。如长期使用，易使皮肤着色，停用后可逐渐消失。配制好的溶液易变质，应临用前用温水配制，并立即使用。配制时不可用手直接接触本品，以免被腐蚀或染色，切勿将本品误入眼中。

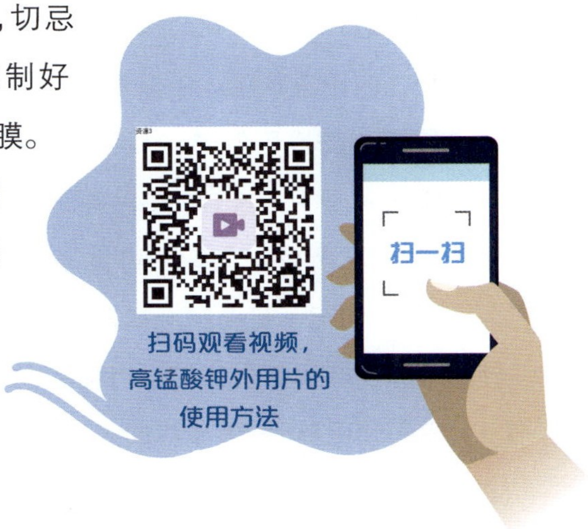
扫码观看视频，
高锰酸钾外用片的
使用方法
扫一扫

88. 儿童服用中药期间有没有要忌口的

服用中药期间，一般建议饮食清淡，忌食辛辣生冷的食物。皮肤病、过敏性疾病、易复发的痼疾应忌食发物，包括鱼、虾、蟹、公鸡、牛羊肉等。胃肠道疾病在服药期间应忌食生冷油腻；热病及痔疮、疥癣等忌食辛辣（包括姜、葱、蒜、韭菜、胡椒、辣椒、花椒等）及煎炸食物。

89. 哺乳期妈妈服用中成药会不会对婴儿有影响

哺乳期妈妈服用药除了要注意药物是否会影响乳汁分泌外，最需要关注的是服用药物后是否会因为哺乳而影响婴儿的健康。因为有些药物可以随着血液循环进入到乳汁内，如果幼儿食用了含有药物成分的母乳，就会直接影响到幼儿的健康状况。中成药尽管具有良好安全性的特点，但“是药三分毒”，即使中成药也不例外，况且目前国内对中成药的不良反应研究还不够深入。所以对于中成药，哺乳期间妈妈在患病的时候一定要慎重使用，确需要服用时，一定要仔细向医生咨询是否可以继续以母乳来喂养幼儿，并遵从医生的指导，切记不可自行选择药物。

母乳喂养的妈妈在用药时进行哺乳应遵循的一般原则是：

（1）在必须用药时，选择对幼儿影响最小的药物。

（2）还要注意选择在体内作用时间较短的药物，以免药物在体内累积，间接影响幼儿的健康。

（3）应在喂哺幼儿之后立即服用药物，这样可以减少乳汁中药物的浓度。

（4）哺乳期妈妈为了治疗疾病必须服用对幼儿身体有害的药物，可以暂时停止母乳喂养，用牛奶或奶粉代替母乳，这样有利于幼儿的健康。

90. 为什么药品一定要按要求储存

药品是预防、治疗、诊断疾病的重要手段，药品质量的优劣，直接关系到患者的健康，甚至生命安全。药品的稳定性不仅与其自身的性质有关，在很大程度上还受到许多外界因素的干扰，如温度、湿度、光线、氧气、二氧化碳、微生物、储存时间、包装容器等。这些因素往往会使药品发生分解、挥发、沉淀、潮解、酸败、生霉等变化，为了保证药品的质量，药品的正确储存就显得格外重要。要保证药品质量，必须合理、正确、严格地进行药品储存。

91. 药品在家中应该如何保存

家里的药品用不完如何保存，是许多家长困惑的问题。有些人会将药品放进冰箱保存，这其实要视情况而定，不同的药物储存条件不同，还是要根据说明书上的贮藏要求来保存。大部分药品的家庭保存，如软膏剂、普通片剂等建议放在家里固定的地方，选择避光、干燥的抽屉或专门的药箱比较合适。生物制剂类药物一般都需要在冰箱保存，如双歧杆菌活菌制剂、胰岛素、生长激素等，在冰箱 2~8℃保存。

92. 药品开封后应该如何保存

药品开封后，因接触空气，且在温度、湿度、光照等因素的影响下，可能会发生各种变化，影响药效。瓶装药开封后，在室温 25℃条件下使用期限约 2 个月，再次使用时如出现以下情况则不宜使用：

（1）出现霉斑点、气味或味道明显改变；

（2）片剂或丸剂松散，糖衣片破裂，出现异色斑块或斑点、自溶等；

（3）胶囊剂软化或表面严重黏连等。

袋装药。袋装药多为颗粒剂或粉剂，容易失效，所以应在开封后 1 个月内用完。一旦出现吸潮、软化结块、潮解等现象，不宜使用。液体制剂，如糖浆剂开封后，在室温 25℃条件下可保存 1~3 个月，一般冬季不超过 3 个月，夏季则不超过 1 个月。如出现酸败、气体、絮状混悬物、沉淀物变色、结晶等变质现象，则不能再用。软膏剂在室温条件下最多可保存 2 个月，如出现明显的颗粒、溶化、出水等现象，不可使用。

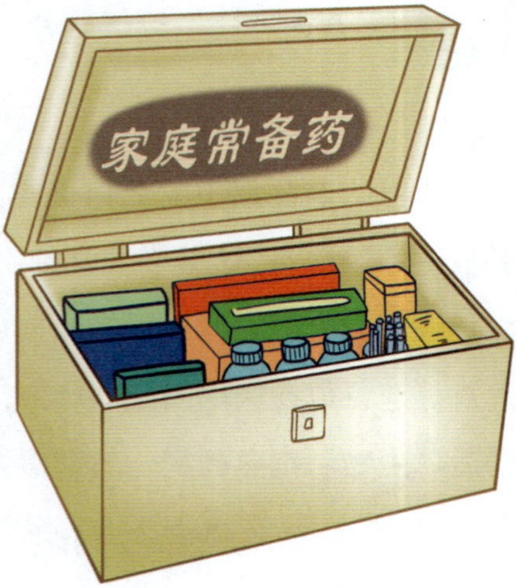

总之，为了药品的药效和人体健康，还是需要严格按照说明书存放使用，并且需要了解一定的药品存放知识，才能更好地发挥它们的作用。

93. 需冷藏的药品错放在冰箱的冷冻层，拿出来后还能用吗

需冷藏的药品以生物制剂居多。生物制剂储存条件非常严格，温度对药物疗效影响极大，药品在过低温度下，易产生沉淀、冻结、凝固，甚至变质失效等现象。大部分生物制剂的保存温度 2~8℃，一旦误放入冰箱冷冻层，可造成所含蛋白成分出现不可逆的构象改变，活性丧失等情况，即使解冻后疗效也不能确定。口服类的生物制剂可能会没有疗效；注射类的生物制剂如使用可能会出现不良反应。所以为了避免安全风险冷藏的药品错放在冰箱的冷冻层后尽量不要使用。

94. 如何把需要冷藏的药品带回家

通常冷藏药品是指药品贮存温度应控制在 2~8℃之间。对于这类药品携带回家可采取以下几种方法。

（1）使用泡沫箱。把冰块装在塑料袋里放在泡沫箱的底部，药品用旧棉衣包好放在上面，然后盖子盖好，用透明胶封好。

（2）使用专用冷藏箱（通俗叫“冷背包”），可向当地医院或疾病预防控制中心借用或向有关公司购买，具体要求与使用泡沫箱相同。

（3）便携式药品冷藏箱，可以随身携带，用锂电池供电。注意药品的温度也不能太低，太低或者包装药品的容器直接接触冰块会引起药品冻结使之失效。实际操作时一般是将冷藏温度控制在 5℃左右。药品带回家后，应放置在冰箱冷藏，温度控制在 2~8℃。

95. 中成药口服液有沉淀，是不是一定有质量问题

由于中成药口服液原料药材品种多，来源复杂，故提取液往往是多种成分的混合物，既含有所需的有效成分，也含有一些其他高分子物质，如鞣质、淀粉、蛋白质、树胶、黏液汁、多糖、色素等，它们均可影响口服液的澄明度，让家长看到沉淀。

按《中华人民共和国药典》(2020 年版)，中成药口服液应澄清。在贮存期不得有变质现象，允许有少量轻摇即散的沉淀。有些中成药口服液说明书上也会注明可能会有少量沉淀。所以，一般发现中成药口服液中有少量轻摇即散的沉淀，是正常现象。但如果发现沉淀较多或者说明书中没有注明却发现有沉淀，就需考虑口服液是不是质量出问题了，建议家长可以找药师咨询。

96. 中药颗粒剂板结后还能服用吗

中药颗粒剂中因含有浸膏或少量蔗糖，极易吸潮溶化，故应密封包装和干燥贮藏。《中华人民共和国药典》(2020 年版)规定中成药颗粒剂应干燥，颗粒均匀，色泽一致，无吸潮、结块、潮解等现象。家长发现中药颗粒剂板结说明中药颗粒剂已受潮，很可能已变质，不建议服用。

97. 如何识别药品是否过期

药品的有效期是指药品在规定的贮存条件下能够保持质量的期限，即药品标签和说明书上注明的有效期年月。识别药品的有效期要根据制造商标识的形式具体分析，主要有以下几种方法：

（1）直接标明有效期：指该药可用至有效期最末月的月底，如标有"有效期：2006 年 8 月"，表示该药可用到 2006 年 8 月 31 日。

（2）直接标明失效期：是指该药在该年该月的第一天起即失效。如标有"失效期：2006 年 6 月"，表示该药用到 2006 年 6 月 1 日失效。

（3）只标明有效期为几年：这种表示方法要根据批号推算，如生产批号为 20040913，有效期 2 年。则有效期应截止到 2006 年 9 月 12 日。

进口药品的有效期各国的标示方法均有不同，日本药品按"年-月-日"顺序排列，如有效期限为 2006 年 9 月 28 日，则表示为 2006.9.28；美国药品按"月-日-年"顺序排列，如有效期限为 2006 年 10 月 20 日，则表示为 10.20.2006；西欧国家是按"日-月-年"顺序排列，如有效期限为 2006 年 11 月 18 日，则表示为 18.11.2006。

98. 过期药品是否还能使用

根据《中华人民共和国药品管理法》规定，超过有效期的药品按劣药论处。因此，有效期的制定是具有法律意义的，在规定的贮存条件下，药品生产企业对有效期内的药品承担质量保证。

药品的有效期是经过科学实验严格论证的，药品过期后不仅药效降低甚至无效，而且可能发生分解、氧化或其他化学反应，产生某些有害物质，不但不能发挥治疗作用，反而对人体产生不良影响甚至毒性作用。如服用过期的磺胺类、青霉素类药品更易引发过敏和休克。很多过期药品在质量发生改变时可能外观性状方面并未发生改变或改变甚微，会给患者造成药品虽过期但质量未改变的假象。因此，建议患者严格按贮存条件妥善保管药品，尽可能在有效期内使用，并且在有效期内也应经常检查药品的外观性状有无异常。过期药品应及时清理，但不能随意丢弃，以免污染环境，可交给医院药学部门或相关行政管理机构回收，便于统一销毁。

99. 居家儿童小药箱可以常备哪些药

生活中，儿童难免有个头疼脑热，腹泻便秘，小病小痛的，有个“家庭小药箱”可以应对日常生活中可能出现的一些常见疾病和轻微伤害。“家庭小药箱”中建议可以准备以下两类药物：

（1）应急处理的药物：可以配备一些基本的急救用品，如创可贴、碘酒，炉甘石洗剂，氧化锌软膏等，用于处理轻微的划伤、烫伤、擦伤、虫咬等。

（2）缓解症状的药物：通常包含一些常见的非处方药物，如退热药（对乙酰氨基酚或布洛芬）、止泻药（蒙脱石散，口服补液盐 Ⅲ）、抗过敏药（氯雷他定糖浆或西替利嗪滴剂），可以用于缓解发热、腹泻、瘙痒等症状。

家庭小药箱通常放置在易于取用的地方，应确保放在儿童无法触及的地方。家庭小药箱药物只是应急处理和缓解症状的工具，对于严重的疾病或伤害，应及时就医并遵循医生的建议进行治疗。此外，家庭小药箱中的药品应定期检查和更新，避免过期或失效的药品造成不必要的伤害。

100. 药物出现沉淀还能服用吗

部分家长认为只要口服液浑浊了就是药物变质了，但实际上并非所有口服液都是澄清的，部分混悬液和中药口服液放置较长时间后会有沉淀出现，家长应注意区分。

混悬液是将不溶性药物颗粒分散在液体分散介质中形成的不均匀分散系的液体药剂。混悬液长期放置会出现分层或少量沉淀的情况，在使用前需要摇匀药物，以免影响药效发挥。如果在用力摇晃后，仍不能形成均匀的悬浮液，一般不建议使用。儿童常用的混悬液有布洛芬混悬液、炉甘石洗剂、布地奈德鼻喷剂等。

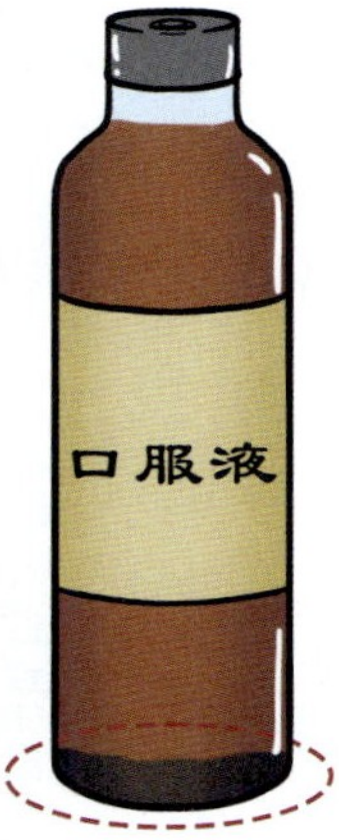

中成药口服液成分复杂，在饮片煎煮提取过程中，因制备工艺和药物中有效成分不同，出现沉淀是正常现象。如果药物说明书上提示出现少量沉淀为正常现象，摇匀后服用，家长就可以放心给儿童服用。